最新科学が証明した

脳にいいことベスト211

アダムズ・メディア 編著

寺田早紀 訳

文響社

まえがき　脳にいいこと、始めよう！

　人類は何世紀にもわたって、脳を健康にたくましく保つ方法を求めてきました。「脳力」を高めるなんて大変そうですが、実は誰にでもできることなのです。

　本書で紹介する方法は、米国大手出版社で長年にわたり最先端の科学情報を取材・発信してきた編集プロフェッショナルチーム"アダムズ・メディア"が、専門的知見を駆使して数多くの情報から厳選した、とっておきのものばかり。

　これらのブレイン・ハックス（脳機能を守り、アップする活動：脳活）を日常的に取り入れて実践すると、集中力や記憶力、生産性が向上し、年齢にかかわらず脳を最高の状態に保つ効果が期待できます。

　収録された200以上もの脳にいいこと（脳活）は、いずれもすぐに実践できる習慣で、あなたの記憶力を高め、脳と身体を若返らせてくれます。

　脳に良い食べ物から、脳を目覚めさせる行動まで、脳をより健康で活発にする習慣をぜひ実践してみてください。家でも職場でも、生活のあらゆる場面で「脳活」の効果が実感できるでしょう。

　脳の健康を促進する栄養素、集中力や記憶力を高めるためにやるべき（もしくは、やってはいけない）行動、そして最高の日々を送るための習慣。これらは最新の研究結果に基づいた、脳のパフォーマンスを高める攻略法です。

　実行するのはひとつでも、すべてでもかまいません。最先端の脳活で、健康で幸せな脳を手に入れましょう！

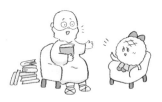

CONTENTS

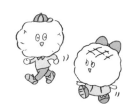

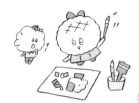

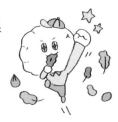

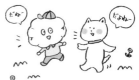

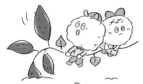

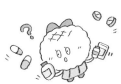

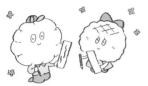

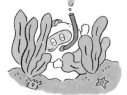

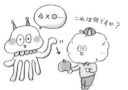

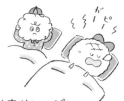

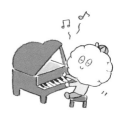

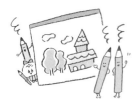

＊本文中の栄養素の摂取目安量・耐用上限量は、「厚生労働省 日本人の食事摂取基準」
（2015年版・2020年版）を参照しています。

脳にいいこと
ベスト211

BRAIN HACKS

211 WAYS TO BOOST YOUR BRAIN POWER

心や頭脳を
使った
脳活です

食べ物や食べ方
にまつわる
脳活です

身体を動かすこと
で効果のある
脳活です

ブレインフードで脳力アップ

食事を整えれば脳のパワーは格段に上がります。

植物性の食品や健康に良い脂質を摂り、動物性食品や飽和脂肪酸（バターやラードのような固形脂肪分）は控えましょう。

というのも、飽和脂肪酸は脳の認知機能を低下させるからです。一方で、植物性食品に含まれる栄養は記憶力を高め、血圧を下げるはたらきがあります（高血圧は心臓だけでなく脳にも悪影響です！）。

ブレインフード（脳に良い食べ物）の優等生は豆類と緑の葉物野菜です。

おすすめのブレインフード

- 豆類やマメ科の食品
- ココナッツオイル
- 魚（特に、マグロや鮭など脂肪分の多い魚）
- 緑の葉物野菜（ほうれん草、レタス、ルッコラなど）
- ナッツ（生でも乾燥させたものでも OK）
- オリーブオイル
- アブラナ科の野菜（キャベツやカリフラワーなど）
- 脂肪分の少ない鶏肉（皮を取った鶏肉など）
- 精白していない全粒穀物（玄米や全粒粉パスタなど）
- ワイン（赤ワインでも白ワインでも OK。飲みすぎないこと！）

研究によると、食事を野菜中心にすればするほど、脳への良い効果がアップします。

- バターとマーガリン
- チーズ
- 揚げ物
- 菓子パンやデザート
- 赤身の肉（特に、ベーコンやソーセージ、サラミのような脂肪分の多い加工肉）

　上記は動物性油脂や化学調味料などが多く含まれているため、なるべく避けたい食品です。これまで気にせず食べ続けてきた人ほど、摂取を減らすことで効果が出やすいでしょう。

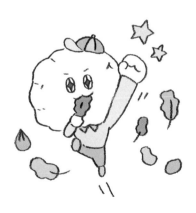

肝臓だけじゃない！
脳にも悪い「飲酒」

　会話の受け答えが遅くなり、判断力は低下、気づいたら記憶がない……。深酒した金曜日の晩にありがちなことですが、このような過度な飲酒が長期間にわたると、脳への損傷は回復不能になりかねません。

　事実、長期的な飲酒により脳が萎縮する可能性が米国国立アルコール乱用・依存症研究所（NIAAA）から報告されています。

　また、長期間の飲酒により脳の細胞間での情報伝達にも問題があらわれます。要するに、全くのしらふの状態でさえ、考えたり反応したりするのが難しくなるのです。

　1日あたりの適量とされているのは、男性なら純アルコール20g、女性は分解速度が遅く臓器障害を起こしやすいためその2分の1から3分の1の量です。ちなみに、純アルコール20gとは、ビール（アルコール度数5％）なら、ロング缶1本（500ミリリットル）程度、ワインならグラス2杯（200ミリリットル）程度です（厚生労働省の健康日本21（第二次）の「生活習慣病のリスクを高める飲酒量」より）。

　飲酒量の多い人は偏った食生活を送りがちですから、栄養不足も脳に悪影響を及ぼします。アルコールはほどほどに！

悩んだときこそウォーキング

　運動は脳に効果的ですが、なかでもウォーキングには大きな効果があります。ニューメキシコハイランズ大学の研究者によって「歩いているときの足への衝撃が体内への圧力波となり、動脈を通じて脳への血流が大幅に増加する」ことが明らかになったと、科学情報サイト ScienceDaily.com が報じています。

　ウォーキングの効果のひとつは、気分が高揚することでしょう。

　複雑な問題を抱えているときに長い散歩をすると、脳の創造性をつかさどる部位が刺激され、解決策を思いついたりします。

　ウォーキングにより記憶力が向上するという研究結果もあります。悩みごとがあったら、スニーカーを履いて、一歩外へ踏み出しましょう。

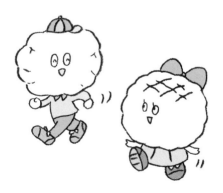

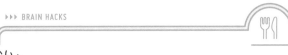

脳にいいこと
004

オメガ3摂取で差をつける

　オメガ3脂肪酸は脳が機能するのに必要な物質ですが、残念ながら人間の体内でつくりだすことができません。ですから、食事からオメガ3脂肪酸を摂取する必要があります。

　2017年にイリノイ大学アーバナ・シャンペーン校から発表されたふたつの研究によると、オメガ3脂肪酸を摂ると記憶力が改善し、流動性知能（新たな問題に対処する能力）をつかさどる脳の組織が強化される可能性があります。
　オメガ3脂肪酸の摂取を増やすことで、加齢による認知機能の衰えを遅らせることができるというのです。

　さらにハーバード大学の研究で、双極性障害に特有の、気分の浮き沈みの原因となる脳信号がオメガ3脂肪酸により阻害される可能性が指摘されました。研究が進めば、うつ病や統合失調症などの精神疾患に対する治療効果も期待できるかもしれません。

　また、オメガ3脂肪酸が中性脂肪値、血圧、血中ホモシステイン値を下げる可能性があることも報告されています。
　ホモシステイン値が高いと脳卒中やアルツハイマー病などの脳疾患のリスクが上がると言われています。

- アマニ油、えごま油
- 鮭、マグロ、イワシなど脂肪分の多い冷水魚
- ナッツ類（特にくるみ）

　人の身体は2種類以上のオメガ3脂肪酸を必要としますので、これらの食品からできるだけさまざまな種類を摂取しましょう。

005

どんな小さなタスクでも 「やることリスト」

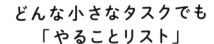

　しなければならないことを「やることリスト（To‐doリスト）」として書き連ねるのも脳活になります。優先順位をはっきりさせ、不必要なものを洗い出す作業は、高度な認知力を必要とするからです。

　そのようなスキルを積み重ねれば、脳は最高の状態を保てます。

　また、大きな問題や目標（たとえば「税金の確定申告をする」）を、小さなタスク（「源泉徴収票を探す」「おすすめの経理ソフトを友人に尋ねる」など）に置き換える作業も、認知機能を必要とします。

　すべきことをリスト化することで、さまざまなタスクを忘れないだけでなく、それらのタスクを実行するための精神的な余裕が生まれるのです。

　さらに、やることリストを使うと気分も良くなります。ある研究によると、完了したタスクをリストから消すたびに、気分を高揚させる神経伝達物質のドーパミンが放出されるのです。

　タスクを終えるたびにリストから削除するという喜びを感じるためにも、どんな些細なことでもリストに書き出しましょう。

　また、進捗状況を頻繁に確認することは、実際にどれくらい進んだかよりも脳にとって重要であると主張する研究者もいます。

　たとえば、「台所を掃除する」というタスクに線を引いてリストから消すよりも、そのタスクを「食器洗い機に入っているお皿を片

づける」「調理台を拭く」「床を掃く」というふうに細分化しましょう。これらの細かいタスクをひとつひとつ消していくほうが満足感を得られるのです（すでに完了したタスクを書き出して、それを消していっても同様の幸福感を得られます）。

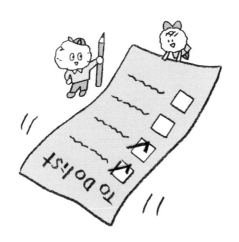

ストレスで
サバイバルモードに陥る脳

　ストレスを感じると、脳は、自分が危険状態にあると思い込んでしまいます。ストレス反応として極度の警戒状態が続き、グルココルチコイドという化学物質が産生されるのです。

　危険が去ったことに脳が気づかない限り、この化学物質は血液を通じて体内に流れ続け、脳に害を及ぼすようになります。警戒状態にある脳は生き延びることに集中するため、休息して再生する時間がなくなってしまうのです。

　ストレスは頭痛や不眠、気分の浮き沈み、情緒不安定の元となるだけでなく、脳にもたらす影響も大きいのです。

ストレスが脳にもたらす影響

❶ 脳細胞を破壊するフリーラジカル（活性酸素）を生み出す

❷ 物忘れがひどくなる

❸ 不安感や焦燥感が増す

❹ 新しい脳細胞の再生をさまたげる

❺ うつ病などの精神疾患のリスクが増す

❻ 脳が萎縮し、記憶障害や判断力の低下を引き起こす

❼ 毒素の脳への侵入を許す

❽ アルツハイマー病や認知症のリスクが増す

❾ 脳細胞を通常より早く破壊する

脳の健康を守るためには、ストレスをできる限り減らすことが大切。

　ストレスを感じたら、解決できそうな問題はすぐに対処し、どうにもならない問題はくよくよ考えすぎないようにしましょう。

　また、慢性的なストレスによって、脳細胞が死ぬ主な要因であるコルチゾールの値が上昇します。最近の研究では、アルツハイマー病の患者において、ストレスホルモンのコルチゾールと脳機能の低下スピードに関連があるとされているのです。

　高コルチゾール値は、脳のなかで長期記憶をつかさどる海馬の萎縮と相関があります。

　運動したり脳に良い食品を摂ったりするなど、ストレス発散のための活動がコルチゾール値を下げます。さらに、（魚の油に含まれる）DHA や EPA のサプリメントにもコルチゾール値を下げるはたらきがあるのです。

　生きた菌を摂取するプロバイオティクス（乳酸菌やビフィズス菌）のサプリメントも、食物繊維などを含むプレバイオティクス（オリゴ糖や食物繊維）のサプリメントも、どちらもコルチゾール値を低下させる効果が期待されています。

脳の幸せ！
家族と囲む食卓

　1週間のうち、自宅で家族全員で夕食をともにする機会は何度ありますか？　多くの人は週に一度か二度でしょう。そしてそれ以外の日は、パソコン作業をしたり、スマホやテレビを見たり、と他のことをしながら食べることが多いのではないでしょうか。

　しかし自宅で家族と一緒に食卓を囲むことには多くのメリットがあることがわかっています。自炊をすることが前提ですが、自炊をする回数が多い人は果物や野菜をたくさん食べ、ビタミンやミネラルの摂取量が多いので、脳の健康維持につながります。反対に、レストランでの食事はカロリーと脂肪分が多くなりがちです（通常の2倍以上であることも！）。

　家族との食事は栄養面で優れているだけでなく、家庭内の人間関係も良好にします。実はこれも健康な脳を保つためにとても重要なことなのです。家族の一員として一緒に時を過ごすことで、脳は愛されていると感じ、ここが自分の居場所だという感覚を得られます。これは子どもに限ったことではなく、大人も同様です。

　研究によると、家族とともに食事をとる人はより幸福で、精神的に強く、逆境にも上手く対処する打たれ強さをもっています。子どもと一緒に食事をする母親は、そうでない母親と比べてストレスが少ないという研究結果もあり、これは仕事をしている母親にも当てはまるため、家族との食事がもたらすプラスの効果の大きさがうかがえます。

脳にいいこと
008

ビタミンEは脳にいい!

　フリーラジカルによるニューロン（神経細胞）の損傷が、アルツハイマー病の発症と関わりがあるとの指摘があります。

　一方、多くの食品に含まれるビタミンEは抗酸化作用のある天然成分で、フリーラジカルによる損傷を減らすはたらきがあるのです。

　動物実験で、ビタミンEはフリーラジカルによる損傷をふせぎ、記憶障害を遅らせることがわかりました。2年に及ぶアルツハイマー病患者の研究では、多量のビタミンEの投与により病気の進行がゆるやかになりました。

ビタミンEが豊富な食品

1 植物油
2 ナッツ、種子類
3 ピーナッツバター
4 緑の葉物野菜

　上記の食品を意識的に食べることが大切です。

　とはいえ、健康な人がビタミンEを大量に摂取しても、アルツハイマー病を予防できるというわけではありません。なお、ビタミンEの1日あたりの耐容上限量（成人）は800mgとされています（厚生労働省の日本人の食事摂取基準（2020年版）より）。

脳の大敵を撃退する
「トマト」

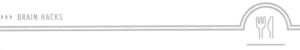

　突然ですが、化学の授業を思い出してみてください。原子は電子、陽子、中性子という微粒子からなることを覚えていますか？　原子に含まれる電子は、対をなすことで安定した状態になります。対をなさない電子（不対電子）が含まれると、原子（あるいは分子）は不安定な状態となります。

　これらの不安定な原子は「フリーラジカル（活性酸素）」と呼ばれ、安定するために体内の他の原子から電子を奪おうとします。この強奪行為が破滅的な連鎖反応を引き起こすのです。

　人体は、自然な化学反応の結果としてフリーラジカルをつくりだします。ストレス、トラウマ、環境汚染、加工食品、薬によってもフリーラジカルがつくられます。

　本来、フリーラジカルによって体内の免疫システムが機能するのですが、その量が多すぎると健康な正常細胞まで傷つけたり破壊したりしてしまうのです。アルツハイマー病を含む60以上の病気がフリーラジカルに原因があると考えられています。

　ですから、フリーラジカルを増やしてしまうおそれのある殺虫剤や各種の溶剤、排出ガス、タバコの煙など、環境汚染物質に触れる機会は極力減らしましょう。

　フリーラジカルを抑制するためには、多くのビタミンやミネラルが含まれる抗酸化物質を摂ることが大切。抗酸化物質が体内をさまようフリーラジカルを一掃し、脳への損傷をふせいでくれます。

なかでも、フリーラジカルを撃退してくれるおすすめの食べ物が、トマトです。

　トマトに多く含まれるカロテノイドが、フリーラジカルが体内で悪さをする前に追い払ってくれます。

　認知機能に問題のある人やアルツハイマー病患者がトマトを食べると、血中のカロテノイド値が上昇したとの研究もあります。

　トマトは煮詰めると体内で吸収されやすくなるため、イタリア料理のマリナーラ・ソース（トマトソース）がおすすめ。

　カロテノイドは脂溶性ですから、オリーブオイルを使ったトマトソースで身体に良い成分をたくさん吸収できます。

　ただし、皮部分に多くの栄養が詰まっているので皮はむかないでください。

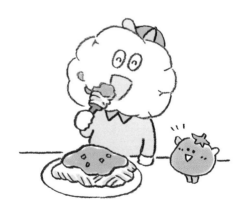

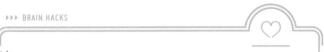

合言葉は「何事もほどほどに」

　人間は好きなことをもっと多くやりたくなる性質がありますが、健康と脳の最適化のためには「節度をもってバランス良く」が大切です。

　たとえば、朝、コーヒーを1杯飲んで気分が爽快になり頭が冴えわたると、さらに何杯も飲んでしまいます。それで「どうして集中力がもっと上がらないの？」と不満に思うのです。

　同じようなことが、ケーキからスポーツに至るまであらゆることで起こります。あるいは、全く正反対の行きすぎた行動により人生の小さな楽しみを台無しにしてしまうこともあります。

　砂糖が健康に良くないと聞いて「もう金輪際、砂糖は食べない！」と決意すると、残りの人生はブドウ糖・果糖・液糖とのわびしい闘いになってしまうのです。

　大丈夫、チョコレートケーキを食べても健康でいられますよ——たくさん食べすぎなければ！

「何事もほどほどに」これが、人生の合言葉です。

　節度を守りながら脳に良い食生活とライフスタイルを選ぶと、人生は想像以上に喜びに満ちた楽しいものになります。

脳にいいこと
011

タバコは、はやめにやめよ!

　喫煙が心臓や肺に大きなダメージを与えることはよく知られていますが、喫煙者の方はタバコに火をつける前に、脳へのリスクも考えてみてください。

　最近の研究で、喫煙者は非喫煙者に比べて、脳内で思考や記憶、知覚、言語をつかさどる大脳皮質が薄いことが指摘されています。

　もちろん、タバコをやめればそれらの損傷はいくらか回復しますが、最初から喫煙しないにこしたことはありません。

　また、喫煙により脳への血流がさまたげられ、血栓ができやすくなり、脳卒中のリスクが高まります。加えて、ニコチンが血管内壁を傷つけ、アテローム性動脈硬化を起こしやすくもなります。

　悪い話ばかりですが、明るい話もあります。人間の身体はタバコをやめれば数日で損傷を修復し始めます。

　今すぐ禁煙すれば、認知症や他の認知機能の衰えのリスクを減らすことができるのです。

「フロー」は快楽のお風呂

シカゴ大学の心理学者ミハイ・チクセントミハイと彼の研究チームは、「フロー」という概念を提唱しました。

フローとは、人が何かに完全に集中している状態のこと。フローに入ると自己を認識する感覚が低下し、今何時だろう、おなかが減る頃かな、などという外在的な考えに気をとられることがなくなります。別名、「無我の境地」「ゾーン（極度の集中状態）」とも呼ばれています。

このフロー、脳のストレスを減らすのに効果抜群なのです。

チクセントミハイの研究では、フローに入るには自発的なやる気（「内発的動機付け」と呼ばれるもの）が重要とされています。

やる気が自分の内側から湧きおこる人は、給料など外部からの報酬を目的とする人よりも、幸福感が強く楽観的で創造性にあふれ、困難な状況でさえポジティブに乗りきることができます。

フローに入ると、脳はドーパミンやエンドルフィンなど快楽物質のお風呂に浸かった状態になるのです。

ただし、簡単すぎる活動では退屈なだけでフローは生まれませんし、複雑すぎる活動もストレスやいらだちを生むばかりです。

フローに入るには、能力が試されるようなやりがいのある、ちょうど良いレベルの活動が必要です。

また、自分の取り組んでいることに関心をもつことも重要です。

その活動に意味がないと思っていると、たとえその活動の難易度が自分に適していてもフローには入れません。

　フローをつくりだす方法のひとつは、簡単な活動に複雑さをもたせることです。

　たとえば、単純な活動でも時間制限を設ければ複雑になります。また、その活動に意味や目的を見いだすことも重要です。

　部屋の掃除をするときには、きれいに片づいた部屋でくつろぐ自分の姿を想像してみましょう。やる気や目的意識が高まります。

フローを生み出しやすい活動

1 絵を描く
2 文章を書く
3 ハイキングに出かける
4 水泳や卓球、太極拳を行う
5 料理をする
6 サイクリングやランニングをする

やっぱり楽観主義の勝ち

「笑顔を傘にしよう」という古い歌の歌詞があります。もちろん「雨具を使うな」という意味ではありません。そうでなく、楽観主義（将来に対して常に前向きで、さまざまな目標を達成できると自信をもっている状態）はあなたを守ってくれる、と言いたいのです。

近年の研究で、楽観主義と不安症状の軽減に相関があることが指摘されています。楽観的な人の脳内は、感情をつかさどる眼窩前頭皮質が大きいと言われています。

実際、トラウマになるような出来事を経験すると、（それにより楽観的に物事を見られなくなると）、眼窩前頭皮質の重量が減るのです。慢性的なストレスは、脳細胞が眼窩前頭皮質と連結する力を弱め、そのかわりに不安症状を引き起こす回路をつくりだしてしまいます。その一方で、眼窩前頭皮質は楽観主義やポジティブ思考によってふたたび修復される可能性があるとされています。

他の研究では、楽観主義と、ストレスホルモンのコルチゾールとの関連が示されています。

要するに、楽天的でいるほうが、脳には良いのです！

現実主義者は事実を正確に把握しようとしますが、自分の脳を守れるのは楽観主義者なのです。ですので、できるだけ楽観的でいることが大切。

そのための簡単な方法をいくつか紹介します。

❶ 忙しくする

くよくよと思い悩んでいると楽観的ではいられません。

❷ 肯定的な自己暗示をする

「大丈夫、私はみんなから愛されているから！」とつぶやくのも
OK。

❸ 自分がすでに手に入れているもの（成功）に気づく

物事が上手くいっているときは見過ごしがちです。

❹ ネガティブな言葉遣いを避ける

「できない」「絶対にしない」といった言葉は使わないこと。

❺ 自分の過去と折り合いをつけられるよう、助けを求める

つらい経験は忘れましょう。

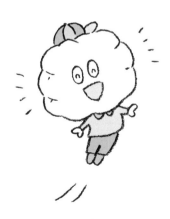

脳にいいこと
014

健康飲料としてのコーヒー

　毎朝コーヒーを飲む習慣は不当な非難を受けてきました。カフェインが目の敵にされていたのです。しかし近年になり、コーヒーの名誉は回復し、そんなに後ろめたい飲み物ではないことが研究によって明らかにされ始めたのです。

　実際、毎朝カップ1杯のコーヒーを飲むことは脳に良いのです。

　コーヒーのもつメリットは以下のとおりです。

　第一に、カフェインが神経伝達物質アデノシンの受容体と結合することで、アデノシン自体の生成を減らします。アデノシンは疲れを感じさせる化学物質です。眠りにつくときにはアデノシンが役立ちますが、上司に給料アップの交渉をするときには不要でしょう。1杯のコーヒーで機敏さと集中力が得られます。

　第二に、幸せな気分を与えてくれる神経伝達物質ドーパミンが脳に再吸収されるのをカフェインがふせいでくれます。つまり、より長い時間幸せを感じていられるというわけです。

　ある研究で、被験者がコーヒーを飲むとうつ病や自殺傾向までも軽減することがわかりました。パーキンソン病やアルツハイマー病の予防に役立つ可能性も指摘されています。

　もちろん、過ぎたるは及ばざるがごとし。1日に400mg以上のカフェイン（コーヒー約4杯）を摂ると、デメリットがメリットを上まわります。

たとえば、カフェインの過剰摂取は片頭痛や不眠症、不安感、頻尿（カフェインには利尿作用があるので）を引き起こす可能性があります。

　また、空腹時にコーヒーを飲むと胸やけを起こします。神経質になってイライラするという人もいます。これは不安症を抱えている人に特に当てはまるでしょう。これらの副作用があらわれるなら摂取量を減らしてください。

脳にいいこと
015

泣きたいときは
呼吸を数えてみる

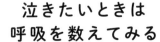

　怒りを感じたら10秒数える、というテクニックを聞いたことはありませんか？　応じる前に少し時間をおいて、心を落ち着かせるためです。最初の衝動にまかせて怒りを爆発させるのでなく、もっと冷静に対応できるようになります。

　これと同様の効果が、自分の呼吸を数えることでも得られます。怒りや不安、心配を感じたら呼吸に集中してみましょう。

　呼吸をコントロールしようとせず、ただ深く息を吸って、呼吸を数え始めるのです。吸って吐くのをワンセットとして数えます。

　すると、すぐにストレスをあまり感じなくなります。なぜなら、呼吸を数えることはマインドフルネス（「今、この瞬間」に意識を集中させ、他の出来事について一切考えないこと）の一種だからです。

　多くの研究で指摘されているとおり、マインドフルネスは記憶力を改善し、認知能力を向上させます。特別なマントラ（お経）や瞑想は必要ありません。呼吸を10セット数えるだけでいいのです。だまされたと思って試してみてください。

016

キーボードにはない
「手書き」の効果

　日記をつけること——ただしパソコンやスマートフォンでなく、手書きで日記をつけることは脳に良い影響をもたらします。

　近年の研究によると、手で書くことで、記憶力の向上、右脳と左脳の調和（両方の脳の情報を総合することで認知機能が向上）、そして思考力と想像性の向上（手書きのゆっくりとしたペースが内容を促す）が期待されます。

　また、キーボードでタイプするのではなく手で書くことで、脳の運動皮質を使います。刺激を受けた脳こそ、健康な脳です！

　さらに、反復作業には鎮静効果があるため、手で文字を書くことでストレスも軽減されます。これは、心を落ち着かせる内容——たとえば「上司の嫌いなところ」よりも「感謝している５つのこと」など——を書いているときに特に当てはまります。

脳にいいこと **017**

憂うつ感を吹き飛ばせ！

うつ病は、気分が落ち込んだり興味・関心が失われたりといった症状があらわれる気分障害で、多くの人が苦しむ病気です。

大切な人やものを失ったことで発症し、徐々に回復する軽度のうつ病を患う人もいれば、ベッドから起き上がってシャワーを浴びるという簡単なことでさえひどく苦痛に感じられる、重度のうつ病を長期間患う人もいます。

当然のことながら、長い間うつ状態から抜け出せずにいると脳に悪影響が及びます。気持ちがふさぎこみ、憂うつ感が何日も続いて日常の活動に支障をきたすなら、医師の助けを借りることが最初のステップです。さらに、次のような方法も試してみましょう。

うつ状態から脱出する方法

❶ 仕組みをつくる

たとえ気分が乗らなくても、決まった時間に起床し、同じ時間に食事をとる、といったスケジュールを立てましょう。毎朝シャワーを浴びる、毎日服を着替えるなどの日々の目標は、うつ病と闘ううえで役立ちます。

❷ 散歩する

1週間に数回でもちょっとした運動をすると、脳が快楽物質をつくりだし、気分が良くなります。

❸ 質の良い食事をとる

いつも以上に良好な栄養状態が必要なときです。

❹ 変化をつくる

新しいことをやってみましょう。授業を受けたり、クラブ活動に参加したり、新しい思想に触れたりしましょう。

❺ 目を閉じる（ただし長くなりすぎないように）

元気に過ごすために、通常、一晩あたり7〜9時間の睡眠が必要とされています。うつ病の人の睡眠時間はこれより長すぎたり、あるいは短すぎたりします。適切な睡眠時間をとるよう心がけましょう。

❻ 過去にやってみて楽しかったこと、満足したことを試す

今はそこまで楽しみを見いだせなかったとしてもやってみましょう。何事も試してみることが重要なのです。

脳にいいこと
018

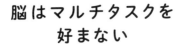

脳はマルチタスクを
好まない

　同時に複数のことを行う人は、生産性の高い賢い人に見えるかも
しれません。しかし新しい研究結果では、ふたつ以上のことを同時
に行うことには大きな欠点があることがわかっています。

　そもそも、脳はマルチタスクに向いていないのです。実際にはひ
とつのタスクから別のタスクへ行ったり来たりしているだけ。その
ように他のことに気をとられる状態が続くと、脳はパフォーマンス
を十分に発揮できません。往々にして、仕事の質と効率性が犠牲に
なります。

　多くの人は、タスクを順番にこなしていくほうが時間がかから
ず、間違いも少なく済みます。マルチタスクが得意な人もごく少数
いますが、自分もそのひとりだとは思わないほうがいいでしょう。

　事実、ある研究では、自分はマルチタスクが得意だと思っている
人こそ、実際には一番下手だったのです。別の研究でも、同時に複
数のことを行おうとしている人のほうが、ひとつのことに集中して
いる人よりも集中力と記憶力に難がありました。

　習慣的にマルチタスクを行っていると、脳は非効率的なはたらき
方に慣れてしまいます。思考を整理し、重要なことを記憶するのが
難しくなります。その結果、一度にひとつのことをするよりもマル
チタスクのほうが時間がかかるようになってしまうのです。

　マルチタスクをやめて、脳にゆとりを与えましょう！

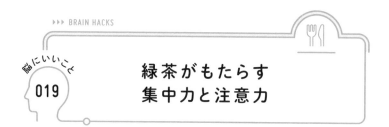

脳にいいこと
019

緑茶がもたらす
集中力と注意力

　緑茶を飲むと（とりわけ瞑想中は）潜在意識のより深い部分にアクセスしやすくなるという民間伝承があります。

　科学的にも、緑茶にはテアニンというアミノ酸が含まれているので、集中力と注意力を高め、疲れとストレスを軽減するはたらきがあると言われています。

　緑茶のなかで最も効能が高いのは抹茶です。抹茶になる茶葉は、収穫される前の3週間ほど、黒い覆いをかぶせられ日光をさえぎられます。日光が遮断されることで、茶葉のテアニン含有量が増すのです。

　このようにして栽培された茶葉を粉末にしてお湯と混ぜると抹茶ができます（普通のお茶はお湯で抽出して茶葉を取り出して飲みます）。

　抽出液でなく茶葉そのものを摂ることで、より多くの栄養素を摂取することができるのです。

　緑茶には抗酸化物質や脳のパフォーマンスを向上させる栄養素が含まれています。また、ポリフェノールも含まれているため、記憶力や学習能力、認知機能の向上も期待できます。

脳にいいこと

020　人助けは自分の脳助け

　ボランティア活動に参加すると地域社会のためになるのはご存じのとおり。実は脳にも良いと知っていましたか？

　人助けをすると気分が良くなることを示す研究は昔からあります。他人に手を差し伸べると、脳はドーパミンやエンドルフィン、その他の快楽物質を放出します。

　しかし近年、ジョンズ・ホプキンス大学公衆衛生学大学院で発表された研究によって、人助けには喜び以上の効果があることがわかりました。その研究によると、ボランティア活動に参加した人々の脳は、記憶中枢の容積が維持されるか、あるいは増加していたのです（通常、時間がたつにつれて脳は萎縮します）。

　また、特に女性において、ボランティア活動によって身体能力が向上しましたが、これも脳の健康に良いのは明らかです。身体能力の向上は実行機能（意思決定）の改善につながるとされているからです。さらに、ボランティア活動に参加する人々は他の人より血圧が低いという研究結果もあり、これは脳卒中や他の健康問題のリスクが低いことを意味します。ひとりきりで単純なタスクに取り組んでも、脳はさほど活性化しません。他の人と一緒にボランティアに取り組んでみましょう。

脳活になるボランティア活動の要素

❶ チームでの共同作業（社交は脳に良い）

❷ 課題解決（くり返すと上達する）

❸ 知識の共有（目標があると脳は喜ぶ）

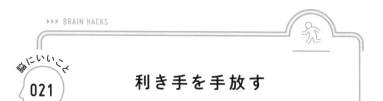

利き手を手放す

　たいていの人には「利き手」があり、その片方の手でほとんどの事をこなします。約90％の人が右利きですから、おそらく、あなたの相棒は右手でしょう。

　ごくわずか、およそ１％の人だけが両方の手を同じように使うことができます。いわゆる両手利きと呼ばれる人たちですね。

　なぜ利き手は片方だけなのかというと、あなたの脳がなまけものだから。文字を書くなど片手だけを使う作業は、いつも同じことの繰り返しです。

　認知機能の衰えを避ける方法のひとつは、このマンネリから抜け出すこと。脳に刺激を与えるためには、新しい方法を試す必要があります。

　左脳は右半身の運動機能をコントロールしているため（右脳はその逆）、作業を行う手を替えることで脳の別の部分が機能し始めるのです。

　たとえば、あえて利き手でないほうの手で歯磨きをしたり、利き手と反対の手でフォークを握り、食事をしてみてください。

　これらの作業を心地悪く感じるなら、それは脳が鍛えられている証拠です。

代謝アップで シャープな脳に

脳にいいこと 022

　ウイルス撃退から食事の消化、脳の血液循環まで、人間の体内で起こることはすべて「代謝」と呼ばれるプロセスによって成り立っています。

　代謝の最中、細胞は化学物質や栄養素を分解してエネルギーに変換し、タンパク質などの新しい分子をつくりだすのです。

　マギル大学とチューリッヒ大学の共同研究によると、脳細胞内で行われる代謝が、脳内の情報伝達に影響を与えるようです。

　このことは、発作性疾患（けいれんなど）の患者が、特別な食習慣を送ることで発作をコントロールできることの説明にもなります。

　つまり、脳細胞でのエネルギー生成と、脳細胞間での情報伝達に相関があるというわけです。

　また、脳内でのブドウ糖代謝も脳の機能、特に記憶力に影響を与えます。脳内のブドウ糖濃度が一定に保たれると脳はより健康になるものの、濃度が高すぎたり低すぎたりすると脳機能に悪影響が出ることが研究でわかっています。

　そのため、いかに「代謝」を促すか、が重要です。次のような習慣を実践してみてください。

❶ 朝食をとる

代謝機能を目覚めさせます。

❷ 1日を通して軽食や間食をとり、代謝を安定させる

少ない食事回数で、一度に大量の食べ物を摂取するのは避けましょう。代謝の波ができ、安定しません。

❸ 適量を食べる

食べすぎも、食べなすぎも代謝には悪影響です。

❹ 人工甘味料を避ける

体内の代謝をさまたげる可能性があります。

❺ コーヒーを飲む

コーヒーは代謝を活性化させます。

幸福度を下げるSNS

　ソーシャルメディア（SNSなど）には古い友人と旧交を温められるという利点もありますが、脳にとっては良くないこともあります。

　友人の近況をちょっとだけチェックしようとFacebookにアクセスして気づけば3時間も猫の動画を見ていた、という経験はありませんか？　あるいは、自分の投稿に「いいね！」がつくのを待ちわびて、まるで餌を求めてレバーを押す実験用ラットにでもなったかのように何度もFacebookにアクセスしたことは？

　ドイツの研究では3人に1人がFacebookを見た後は寂しさやいらだち、悲しみなどネガティブな感情が増すと答えています。

　別の研究でも、人はFacebookを使えば使うほど嫌な気持ちになるとされ、「Facebookうつ」と呼ばれています。結局のところ、友人とつながる喜びよりもデメリットのほうが大きいのです。

　それに、SNSを使うと実験用ラットの気分になるという話も真実です。SNSには依存症を引き起こす傾向があります。脳は報酬を欲しますが、自分の投稿に「いいね！」がつく以上の報酬なんてありませんから。スタンフォード大学のある研究では、SNSに多くの時間を費やす人は重要でない情報を選り分けることが難しくなり、記憶力が低下すると指摘しています。

　SNSと縁を切りなさい、と言っているわけではありません。SNSを通してほどほどに他者とつながっていれば新しい情報を得ることができ、自己表現をしたり、より大きなコミュニティに属したりすることができます。大切なのは「ほどほどに」。

脳にいいこと
024

自分の快楽物質が
出るモノを探す

　うつ病と闘うには運動が良いと言われているのを知っていますか？　運動をするとエンドルフィンなどの快楽物質がつくりだされ、ハイな気分になります。エンドルフィンは神経細胞が信号を発するのを助ける神経伝達物質で、エンドルフィンがつくられると苦痛を感じにくくなり、気分が高揚するのです。

　しかし、このような快楽物質を放出して脳にごほうびを与えるのに、運動が唯一の手段というわけではありません。たとえばラベンダーなど特定の香りをかぐことでもエンドルフィンの放出が促されます。

　辛いものを食べるのも効果的です。カプサイシンによって引き起こされる灼熱感が脳内でエンドルフィンを放出するのを助けてくれます。辛いものが苦手な人もご安心を。好きな食べ物ならどんなものでも、あなたの脳の幸せメーターをひとつ押し上げてくれます。

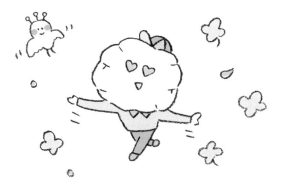

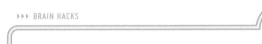

脳にいいこと
025

脳が喜ぶ野菜の食べ方

　食品は調理せずに生の状態で食べるほうが栄養価を損なわないと言う人もいますが、研究ではその反対の結果が示されています。

　いくつかの研究によると、調理することで体内での栄養の吸収が助けられるのです。

　たとえば、カロテノイドの一種であるリコピンは、調理されていない食品からはなかなか吸収されません。ローフード（生食）・ダイエットをしている人の体内はリコピン量が少ないという研究結果もあります。

　また、調理することで他の抗酸化物質の吸収も助けられます。カロテノイドと抗酸化物質は脳の健康に必要不可欠な栄養素です。

　一方で、ビタミンＣや、特定のビタミンＢ群は調理により失われることも事実です。それでも、多くの食品は調理することで栄養素をより効率的に体内に取り込めるようになります。

　時々は生の食品も食べることで、バランス良く栄養を摂ることができるでしょう。

　最も健康的な調理法は「蒸す」、「ゆでる」ことですが、「焼く」ほうが野菜を美味しく食べられるなら、どうぞお好みで。

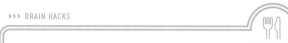

鉄壁の頭脳を手に入れよう

健康な脳には鉄分が不可欠です。鉄分には認知機能を助けるはたらきがあります。

たとえば、鉄分が不足している子どもは数学と言語のテストの成績が悪くなりがちです。近年の研究では、軽度の鉄分不足でさえ脳の機能に悪影響を及ぼすことがわかっています。

鉄分が必要とされるのは、ミエリン形成においてです。ミエリンとは、神経細胞の周囲にある絶縁性の脂質の層で、神経細胞が電気信号を送るスピードを速めるはたらきをしています。このミエリンが適切に形成されなければ、脳を含む神経系がきちんと機能しません。

食事ではなくサプリメントで鉄分不足を解消しようという人もいるかもしれませんが、決して過剰摂取しないこと！

鉄分のサプリメントは吐き気や嘔吐、便秘、下痢、黒色の便、腹部の不快感などの副作用を引き起こす可能性があります。これらの副作用をおさえるために、鉄剤の服用は医師の指示に従い、食事と一緒に摂るようにしましょう。

脳にいいこと

027

加齢をふせぐカレー生活

　カレー粉に含まれるスパイスの一種ターメリックは、クルクミンを主成分とし、伝統医学では消炎鎮痛薬として何世紀にもわたって用いられてきました。最近では、ターメリックには脳を守るはたらきもあることが研究者たちの注目を集めています。

　というのも、カレーがよく食べられており、ターメリックの摂取量の多いインドでは、ターメリックの摂取量の少ない他の国々に比べて、アルツハイマー病の発症率が低いのです。

　ある研究では、ターメリックが脳の回復と新しい細胞の発達を助け、アルツハイマー病やパーキンソン病のような神経障害を治癒する可能性が示されました。ターメリックの消炎作用がアルツハイマー病患者の脳の損傷を癒す可能性を指摘した研究もあります。

　別の研究では、ターメリックがコレステロール値を下げたり（その結果、脳卒中のリスクも減ります）、鉄や銅などの金属と結びつくことで神経毒を予防したりする可能性も示されています。

　しかし、体内に取り込まれたクルクミンのほとんどは吸収されずに体外に排出されてしまうので、いかに体内で吸収するかが問題です。効果的に吸収するには、ターメリックを他の食品と一緒に摂取することが望ましいでしょう。

　ただし肝臓や胆のうの機能が低下している場合は、ターメリックの摂取（特にサプリメントによる大量摂取）は控えてください。また、抗凝血剤や非ステロイド性抗炎症薬との併用で副作用が出る場合もあるので、これらの医薬品を使用している人は主治医に相談しましょう。

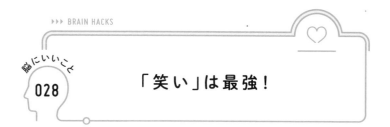

「笑い」は最強!

笑うことは身体にも心にも脳にも最高の薬です。

まず、ユーモアのセンスはストレス解消に効果的です。問題をく
よくよ思い悩んでいないで笑い飛ばすと、それほど深刻に感じなく
なり、解決するのが簡単なように思えてきます。

また、ユーモアは頭を活発に保ち、創造性をかき立てることで、
加齢に伴う機能障害をふせいで認知機能を向上させる効果がありま
す。精神的に緊張しているときに冗談を言うと、気持ちが浄化され
るのです。

さらに、笑うことは心臓にも良く、脳への酸素供給、血圧低下、
頭・首・胸・骨盤の筋肉の活用といった点で、ヨガと同様のストレ
ス軽減の作用があります。笑うことで筋肉がゆるんで柔らかくなり、
全身が休まるのです。

しかも、体内で病気と闘うT細胞(リンパ球の一種)も活発にな
るのです。

面白い映画を観たり、お笑いライブに行ったりして、思いきり笑
いましょう!

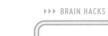

仕事を脳の味方にする

いつの時代でも、はたらく人の40％は自分の仕事に嫌気がさしています。家のローンを払うためには仕方がないと思ってはたらいているかもしれませんが、仕事を嫌だと思いながら過ごすことは当然脳に良くありません。

仕事は面倒なものと思いがちですが、自分の仕事を楽しんでいる人のほうが結局は生産性が高く、成功をおさめることができるのです。

オハイオ州立大学の研究では、自分の仕事に不満を抱えている人はうつ病と不眠症が重症化しやすいという結果が出ました。そのような人は、仕事を楽しんでいる人と比べて不安感も高くなっています。

もうひとつ考えるべきことは、仕事の内容についてです。あなたの仕事は刺激的ですか？　あまり没頭できない仕事やひとりきりの時間が長すぎる仕事は脳に悪い傾向があります。

ウィスコンシン大学の研究によると、複雑な社会的交流が必要な仕事はアルツハイマー病の予防に効果的です。素早い決断を求められる仕事も脳のためになります。

この機会に、自分の仕事を見直してみましょう。

今の仕事はあなたの脳の味方ですか？　それとも敵ですか？

たった20分の運動で
脳を救う

　定期的に運動していると身体に良いだけではなく、強い脳も保てることを知っていますか？　脳のためには毎日少なくとも20分、できれば30分〜１時間は運動するのが良いとされています。

　ランニングや水泳のような有酸素運動は全身の血液循環を促し、脳の機能に必要不可欠な酸素とブドウ糖を脳へ運びます。また定期的な運動は、ニューロンの保護と生成をする分子を増やすよう脳にはたらきかけます。

　運動と神経細胞の相関を示す研究は今なお進行中で、多くの研究者が、信号伝達のための神経回路に定期運動がどのような影響を及ぼすのかを研究しています。

　米国疾病予防健康促進局の身体活動に関するガイドラインによると、中強度の有酸素運動を週に150分間行うと、早死、冠動脈心疾患、脳卒中、高血圧、２型糖尿病、うつ病のリスクが低下します。

　肉体的な利点に加え、運動には情緒的な利点もあります。運動をすると自己肯定感と自信が高まり、背筋を伸ばして世の中をまっすぐに見つめられるようになるのです。

筋トレは脳を裏切らない

　脳細胞をつくるのに有効なのは有酸素運動だけではありません。2016年、認知機能の衰えを訴える高齢者グループを対象とした研究で、ウェイトトレーニングが認知機能の大幅な向上に関係することがわかりました。

　ストレッチ運動のみでは効果がありません。多くの専門家は週に30 〜 40分程度のウェイトトレーニングが最適な健康状態を保つのに有効であると言います。

　ウェイトトレーニングは筋肉を強化し、バランスと柔軟性を高め、脳に良い影響を及ぼすのです。

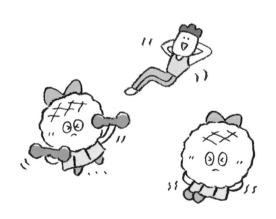

「適度な運動」は
自分で決める

　ハーバード大学の卒業生を「アスリート」（特定のスポーツで表彰を受けたことのある人）、「準アスリート」（スポーツをやっていたが表彰は受けていない人）、「非アスリート」に分け、それぞれの平均寿命を比較した研究があります。

　運動量が一番多い「アスリート」が一番長寿だろうと予想されましたが、実際には「準アスリート」の寿命が最も長いという結果が出ました。これは何を意味するのでしょうか？

　寿命を延ばすための身体活動として運動を捉えるなら、適度に行うのが最も良いということです。過剰な運動は運動不足と同じくらい健康に良くないので、オリンピック選手のような練習をする必要はありません。過剰に運動すると新たにつくられる脳細胞の数が減ってしまうとも言われています。

　過剰な運動をしたラットは全く運動しないラットよりも新しくつくられる脳細胞の数が半分となったという研究結果があります。もちろん、人間とラットを同じには考えられませんが、人間も同様の相関を示すと考えられているのです。

　重要なのは、身体と脳の機能を強化し、維持すること。身体と脳を痛めつけるほどの運動療法はやりすぎでしょう。

　運動をしていて痛みを感じるなら、それはがんばりすぎのサインです。肩の力をゆるめて身体の声に耳を傾けましょう。適度の運動量とは、人によって違います。何が必要か、どれくらいが限界なのか、あなたの身体が教えてくれるでしょう。

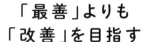

「最善」よりも
「改善」を目指す

　くるみを1日に7粒食べると脳が活性化される、1日に少なくとも68分間の有酸素運動を行うのが脳に良い……など、脳活リストは延々と続きます。脳に良い活動は数限りなく、そして実行するのは面倒に思えるでしょう。

　そんなときは、「最善」を尽くそうとするのではなく、現状の「改善」を心がけるといいでしょう。

　完璧にこだわりすぎるとなかなか進歩できません。もちろん1日90分の有酸素運動ができれば理想的ですが、毎日お昼に30分間早歩きするだけでも、ソファでごろごろしているよりははるかにましです。

　どんなときでも、選択肢には「だめ」「するほうが良い」「最善」の3つがあると考えてみてください。

「だめ」な選択肢は避けて、「最善」をできるだけたくさん選び、残りは「するほうが良い」を選ぶのです。何もしないより少しでもやったほうが脳のためになります。難しすぎるならあきらめてもかまいません。

　たとえば、チーズの飽和脂肪酸は避けるべきだとわかっていてもチーズが大好きでチーズがない生活なんて考えられないというなら、熟成したチェダーチーズを選びましょう。加工したベタベタの塊を食べるよりずっと健康的です。

脳にいいこと
034

スマイル0円の
ポジティブ効果

「もっと愛想良くしたら？」と口うるさく言う人が実は正しいこと
がわかりました。人は笑顔でいると気持ち良くなり気分が高揚する
のです。

　ペンシルベニア州立大学の研究で、笑顔でいる人はそうでない人
に比べて、礼儀正しくて感じが良く、有能でもあると周囲から思わ
れることがわかりました。
　別の研究では、笑顔でいると脳が「自分は幸せだ」とだまされる
ことが指摘されています。これは「つくり笑顔」でも同じ効果が得
られます。
　笑顔でいるだけで、脳は憂うつなことを考えるのをやめ、身の回
りのポジティブな側面に目を向けるようになるのです。

　笑顔がストレスから脳を守ると考える研究者もいます。さあ、頬
をゆるめて笑顔になってみましょう。誰にでもできるお金がかから
ない脳活です。

脳にいいこと

035

睡眠ホルモンで脳を守る

睡眠ホルモンとして知られるメラトニンは、脳を守るはたらきがあります。いくつかの研究でメラトニンに脳細胞の死をふせぐ効果があると示されたことは、脳卒中やアルツハイマー病など脳細胞が破壊される病気を患っている人にとって朗報でしょう。

メラトニンには抗酸化作用があり、ニューロンの炎症を鎮め、脳の健康を保ちます。

ある研究ではメラトニンが外傷性脳損傷による脳の腫れを軽減する可能性のあることが指摘されましたが、その根拠はまだ研究段階です。また、メラトニンが脊髄損傷など中枢神経系の損傷の治療にも役立つとする研究や、パーキンソン病患者の脳を守るはたらきを示す研究もあります。さらに、睡眠不足の影響を軽減する効果も指摘されています。メラトニンはサプリメントでも摂取できますが、摂るタイミングは、朝一番より寝る前のほうがいいでしょう。

メラトニンを多く含む食品

- アーモンド
- くるみ
- オレンジ色のパプリカ
- ラズベリー
- クコの実
- トマト

脳にいいこと
036

泣くほどうれしい
玉ねぎ効果

　料理によく使われる玉ねぎは、脳を守るはたらきをもっています。近年の研究で、玉ねぎに含まれる成分が脳卒中のダメージから脳を守ることが指摘されました。玉ねぎには脳に有害なフリーラジカルを取り除く抗酸化物質が含まれていることが知られています。

　また、脳の血流と代謝を向上させるポリフェノールや、毒素から脳を守るフラボノイドなども含まれています。

　さらに、玉ねぎはビタミンCやビタミンB_6、脳を保護する葉酸も豊富です。毎日の食生活に取り入れやすい食材ですから、積極的に使いましょう。

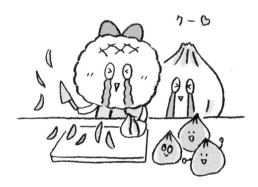

脳にいいこと
037

脳へ血液を送るビタミンA

抗酸化作用のあるビタミンAはフリーラジカルから脳を守り、循環系に作用するので、脳への血液循環を健全に保ちます。記憶と学習にはビタミンAが必須です。また、体内の細胞と組織を保護するはたらきもあります。ビタミンAはさまざまな形で存在し、ビタミンAの前形態であるレチノールは動物性食品に含まれます。

また、カロテノイドと呼ばれる形でも存在し、ベータカロテンを含みます。ベータカロテンは体内で最も効率良くビタミンAに変換されるカロテノイドです。

ただし、レチノールの摂りすぎは頭痛、乾燥肌、関節痛、肝臓障害、嘔吐、食欲不振、骨異常、神経損傷、出生異常をもたらすため注意しましょう。ビタミンAの1日の耐容上限量は18歳以上の成人で2700μg RAE です（日本人の食事摂取基準（2020年版）より）。

レチノールを豊富に含む食品

- 鶏・豚レバー
- 干しのり
- ホタルイカ、ウナギなど

ベータカロテンが豊富な食品

- 干しのり
- ほうれん草、春菊
- ニンジン、 カボチャなど

ブドウでつくる
脳のバリア機能

科学雑誌ジャーナル・オブ・ニューロサイエンス誌に掲載された予備調査で、ブドウ種子（グレープシード）エキスが、アルツハイマー病と関連のある脳のプラーク（血管内部にコレステロールなどがたまってできる塊）の形成をふせぐ可能性があると指摘されています。

脳卒中による脳の損傷（脳卒中の発症前・発症後を問わず）や、神経毒にも効果があると言われているのです。

グレープシードエキスに含まれる抗酸化物質は、脳細胞がフリーラジカルによってダメージを受けるのをふせいでくれます。

他にも脳を守る成分が含まれており、血液脳関門（血液と脳の組織液との間の物質交換を制限する仕組み）を通過することができます。

サプリメントによる摂取は一般的には安全と考えられていますが、子どもや妊娠中・授乳中の女性、ブドウアレルギーのある人は摂取を避けましょう。

他の薬を服用している場合や、高血圧や出血性疾患のある人は主治医と相談してください。副作用として頭痛や吐き気を催すことがあります。

適量のタンパク質は 幸せの要

タンパク質（プロテイン）は、気分をコントロールする神経伝達物質セロトニンをつくりだすのに必要なアミノ酸を供給します。

簡単に言えば、幸せになるためにはタンパク質が必要なのです。

しかし、体内に入ったタンパク質は必要な量だけ活用され、残りは体脂肪として貯蔵されます。タンパク質、特に動物性タンパク質を大量に摂取すると飽和脂肪酸（悪い脂質）が増し、コレステロール値も上がるのです。

穀物や果物、野菜など他の重要な食物よりタンパク質を好んで摂ると、栄養バランスが悪くなるおそれもあります。

タンパク質を消化するときには、毒素が副産物として生成され、これらの毒素は腎臓でろ過されます。そのため、タンパク質の過剰摂取は腎臓に負担をかけてしまうのです。

また、余分なタンパク質を消化するために多くの水分が必要となります。タンパク質が脂肪に変わるときにつくりだされる老廃物を尿として排出するためです。タンパク質を摂りすぎると頻尿になり、脱水症状のリスクが高まります。

運動をする人は推奨摂取量より少しだけ多めにタンパク質を摂る必要があります。一般的に、運動をしない人は体重1kgにつき1gほど、運動をする人は体重1kgあたり2gのタンパク質が必要です。

なお、推奨摂取量は、成人男性は1日あたり65g、成人女性は1日あたり50gとされています（日本人の食事摂取基準（2020年版）より）。

タンパク質を多く含む食品

（日本食品標準成分表2015年版（七訂）参照）

- 肉類

  ビーフジャーキー、豚ロース肉、牛ヒレ肉、鶏肉のささみ
- 魚介類

  するめ、イワシ丸干し、サバ、タラ
- 大豆製品

  きな粉、納豆、油あげ
- 卵

  卵黄、ゆで卵、生卵
- 乳製品

  プロセスチーズ、カマンベールチーズ、低脂肪無糖ヨーグルト、牛乳

脳にいいこと

040

命を守り、脳を守れ

脳を損傷から守る最も良い方法は、そもそも損傷を受けないようにすることです。

外傷性脳損傷は、死に至らずとも、記憶障害や思考障害、発作、麻痺などを短期間あるいは長期間にわたって引き起こす可能性があります。

毎日の作業を思い起こして、脳を守る方法を考えましょう。

たとえば、運転するときはシートベルトを着用し、安全運転を心がけること。もちろん運転中に他のドライバーに腹が立つことがあるかもしれませんが、事故やケンカは脳に有害です！

家では、階段の昇り降りは手すりを使ってゆっくりと。高い場所にしまってあるものを取るときなど踏み台が必要な際は、椅子ではなく専用の踏み台を使いましょう。

米国疾病管理予防センターによると、外傷性脳損傷の2大原因は落下事故と自動車事故なのです。その次に多いのが、打撲（たとえば運動中にものにぶつかったり、ぶつけられたりするなど）と身体的な暴力（暴行など）。

日頃から身の安全を第一に考え、脳を守ることが大切です。

楽器で頭は
本当に良くなる

『元気な脳をとりもどす』（NHK出版・現在は絶版／原題：Making a Good Brain Great）の著者ダニエル・G・エイメン医学博士によると、米国の大学進学試験を主催する非営利団体カレッジボードは、楽器の経験のある学生はSAT（大学進学適性試験）において、言語分野で51ポイント、数学では39ポイント平均より高い結果を出したと報告しました。

「楽器を習うことで脳が新しいパターンを学習し、大脳皮質の広い範囲に刺激を受ける。…（中略）… 何歳であっても、楽器を習うと側頭葉のニューロンが活性化し、発達する。側頭葉が効果的に活性化されると、全体的な脳機能の向上が期待できる」と、エイメン博士は述べています。また、音楽専攻の学生が最も多くメディカル・スクール（医科大学院）に合格したという研究結果（音楽専攻グループの66％が合格し、これは他の専攻と比べて最高値であった）も著書で紹介されています。

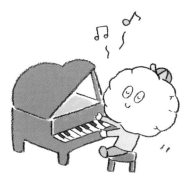

熱中症による
脳損傷は恐ろしい

身体が熱をもちすぎると、熱損傷（高体温症とも呼ばれる）が起こります。通常、気温の高い屋外で激しい活動をしたときに引き起こされますが、過度な熱にさらされたり、風通しの悪い部屋で長時間過ごしたりしても熱損傷の可能性があります。

そのような状況ではさまざまな症状があらわれ、ひどい場合には熱中症（体温40度以上）を発症します。熱中症はすぐに医療措置を必要とする緊急事態で、脳（およびその他の臓器）への損傷が残ることもあるのです。

脳損傷は、認知障害、記憶障害、集中力の低下を引き起こす可能性があります。

熱にさらされる時間が長いほど重症度が上がります。速い呼吸や吐き気、頭痛、筋けいれん、精神状態の変化など熱損傷の症状に見舞われたら、すぐに涼しい場所へ避難して救急車を呼んでください。冷たい水や氷枕、あるいは庭の水まき用のホースで身体を冷やしましょう。

炎天下での無理は禁物です。水分をしっかり摂り、屋外ではたびたび休憩をとること。暑い時期は冷房の効いた場所で過ごすのが良いでしょう。

① 気温に適さない服装

② オーブンの近くなど、気温の高い場所での作業

③ 睡眠不足

④ 水分不足

⑤ 涼しい場所から暑い場所への移動

⑥ 高齢者および子ども

⑦ 特定の薬の服用（主治医に確認すること）

⑧ 循環器疾患や心疾患、肺疾患、腎臓疾患などの持病

⑨ 肥満あるいは低体重

⑩ 熱中症になった経験があること

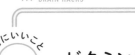

脳にいいこと
043

ビタミン B₆で記憶力アップ

ビタミン B₆は、脳の健全なはたらきを助けて身体のストレス耐性を向上させ、体液の物質バランスを整えてくれるビタミンです。

他のビタミンやミネラルとともに筋肉にエネルギーを供給し、細胞の成長に影響を与えたりもします。ビタミン B₆は糖をブドウ糖（脳に必要な燃料）に変換するのに役立っているのです。

一般的な血液循環にも効果があり、記憶力を向上させてくれます。歳をとればとるほどビタミン B₆の必要摂取量は大幅に増しますので、食事にビタミン B₆を増やしていくよう心がけてください。

ビタミン B₆は、葉酸（ビタミン B の一種）とビタミン B₁₂と併用することで、心疾患のリスク因子である血中ホモシステイン値を下げるはたらきがあります。

ビタミン B₆の 1 日の推奨摂取量は男性1.4mg、女性1.1mg です。妊娠中の女性は0.2mg、授乳中の女性は0.3mg を 1 日量に追加します。ただし、過剰摂取は有害ですので摂取量にはご注意ください（日本人の食事摂取基準（2020年版）より）。

ビタミン B₆を豊富に含む食品

◯

- カツオ、マグロ、鮭
- 豚ヒレ肉、鶏ささみ、鶏レバー
- サツマイモ
- バナナ
- 玄米

不安や不眠に効く鍼治療

　中国の伝統医学である鍼治療では、体内の「気」（エネルギー）の流れを良くするために身体中のさまざまなツボに細い鍼を刺します。昔から、病気になると体内で「気」の流れが滞るが、鍼治療によってその滞りを解消することができると信じられているのです。

「気」の存在を信じるかどうかはさておき、鍼治療は脳の健康に良いと言われています。

　いくつかの研究で、うつ病や不安症、不眠症など脳の病気を患っている人に鍼治療が効果的であることがわかりました。鍼の刺激により、脳内で快楽をもたらす神経伝達物質が放出されるという研究者もいますが、鍼治療がどのように機能するかについての統一見解はまだありません。

　しかし、鍼治療を受けた人々は受けなかった人々に比べて不安感が減り、記憶力が良くなったとの研究もあります。気分障害には処方薬や会話療法よりも鍼治療のほうが効果が早くあらわれるとも言われています。副作用もほとんど見られません（鍼を刺すときのチクッとした痛みは別ですが）。

　注意点としては、家ではまねしないこと。国家資格をもつ鍼師を探しましょう。ちなみに、「気」の流れを鍼でなく指で刺激する、指圧療法もあります。鍼を刺されるのに抵抗のある人は指圧から始めてみるのもいいでしょう。

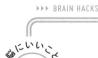

リンゴは皮ごと！
脳卒中予防

　リンゴを食べると脳卒中予防になるという研究があります。リンゴ果肉の活性成分はペクチンという水溶性の食物繊維で、悪玉コレステロールが体内に吸収されるのをさまたげるはたらきがあるのです。

　ヨーロッパの研究では、リンゴのペクチンが、鉛、水銀、その他の有毒な重金属を体外へ排出するのを助けることが指摘されています（重金属は認知機能と行動様式に悪影響を及ぼすとのこと）。

　リンゴに含まれるポリフェノールの一種であるケルセチンは、フリーラジカルによるダメージを修復するとも言われています。またリンゴは、筋肉の動きを制御してレム睡眠を促すのに重要な神経伝達物質アセチルコリンの分泌を助けてくれます。

　ただし、残留農薬を避けるために、リンゴの皮はよく洗い、芯は捨てましょう。皮には栄養が含まれているため、可能ならオーガニックのリンゴを選んで食べてください。

　どの品種のリンゴでも栄養がありますが、さまざまな種類を食べてできるだけ多様な栄養素を摂りましょう。

脳にいいこと
046

散歩とおしゃべりは
最高の組み合わせ

　脳の機能を高める方法のひとつは、肉体面と頭脳面の両方から同時に脳を鍛えること。

　問題を解くなど、考えることで脳を動かすのは効果的です。また、散歩をしても脳を鍛えられます。身体が健康になると、脳内で記憶をつかさどる海馬も発達します。

　しかし、それらを同時に行うとさらなる効果が得られることがドイツの研究者によって示されました。たとえば、新しい言語を勉強しながら自転車に乗ったり歩いたりすると、学んだ単語がより長い間記憶に残るのです。

　これはマルチタスクとは異なります。マルチタスクは、本を読みながら講義を聞く、というように頭脳労働をふたつ同時に行うことですが、そうではなく、肉体労働と頭脳労働のふたつを組み合わせることが大切なのです。

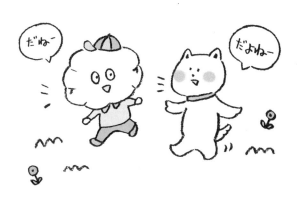

047 代謝に不可欠なビタミンB₁

　チアミンとも呼ばれるビタミン B₁は、フリーラジカルと闘う強力な抗酸化物質です。チアミンには身体が糖質を効率良くエネルギーに変換するのを助ける効果があり、代謝に必要不可欠な存在です。実際、代謝に関わる病気の治療にも使われています。

　深刻なビタミン B₁欠乏症は認知症をも引き起こすおそれがあります。ビタミン B₁不足による脳の問題として、精神混乱、記憶喪失、無気力症などの気分障害が挙げられます。

　また、チアミンにはエネルギーを増強し、学習力を向上させるはたらきがあるとも言われています。アルコールをたくさん摂る人はビタミン B₁欠乏症のリスクが高くなりますので注意が必要です。

　ビタミン B₁の 1 日の推奨摂取量は、18歳以上の男性1.2 ～ 1.4mg、女性1.1 ～ 1.2mg（日本人の食事摂取基準（2020年版）より）。過剰に摂取しても余分な量は尿中に排泄され、比較的蓄積しにくいために、耐容上限量が設定されていません。ですが、サプリメントによる大量摂取には注意しましょう。

ビタミンB₁が豊富に含まれる食品

- 豚肉
- ウナギ、かつおぶし
- ごま、落花生、アーモンド
- ゆでた大豆、納豆
- 玄米、五穀米など

048

スーパーの買い物を
リアルパズルゲームに

かつて、アルツハイマー病予防に誰も彼もがクロスワードパズル
を解いていました。ですが、近年の研究ではそのようなパズルは認
知機能や記憶力の向上に役立たないと指摘されています。

パズルを解くのは楽しいので続けるのは自由ですが、脳活のため
には現実世界の問題を解く必要があります。

たとえば買い物リストを書くとき、ただ書き連ねるのではなく、
食料品店を頭に思い浮かべながら、入り口近くの通路から最後に通
る通路まで食品の並び順に沿ってリストを作成してみましょう。

あるいは五十音順でリストをつくったり、リストを暗記したりす
るのもいいでしょう。

重要なのは、脳を目覚めさせる行動をとること。いつも同じスー
パーマーケットで同じ食品を買って同じ料理をつくるのでは、脳は
覚醒しません。私たちが日常的に行う活動の多くが、同じことのく
り返しであることが問題なのです。なるべく日常生活のなかで脳を
使うことで、認知機能を活性化させましょう。

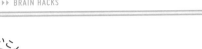

脳にいいこと
049

腸にも脳にもいい食物繊維

食物繊維は消化を助け、結腸がんのリスクを軽減し、そのうえ満腹感も得られるので減量に役立ちます。

そんな食物繊維は脳の健康にも役立ってくれるのです。

イギリスの研究によると、毎日の食事に食物繊維を７ｇ増やすと、脳卒中のリスクが７％減少するそうです。なんてすばらしい効果でしょう！

残念ながら、多くの人は十分な量の食物繊維を摂れていません。食物繊維を食事に加えることは思っているより簡単です。

以下のヒントを参考にして食物繊維をたっぷり摂る生活を始めましょう。

食物繊維たっぷり生活のヒント

❶ 加工食品の栄養成分表で食物繊維の量を確かめる

１人前につき少なくとも2.5ｇの食物繊維が含まれているものを。

❷ 食物繊維が少ない食品を、食物繊維の多い食品に置き換える

精白された白いパンや白米のかわりに、食物繊維を多く含む全粒穀物、玄米、全粒粉パスタ、野菜、果物を毎食摂りましょう。

❸ 生の野菜や新鮮な果物を食べる

皮に栄養が含まれるので、食べられるものは皮つきで。

❹ オートミールやブラン（ふすま）を使ったシリアルを朝食に摂る

１人前５ｇ以上食物繊維を含むシリアルを選びましょう。果物を追加すると食物繊維をさらに増やせます。

⑤ 水溶性と不溶性の両方の食物繊維を摂る

両方とも健康に必要です。

⑥ 間食には食物繊維が豊富な食品を食べる

ドライフルーツやポップコーン、全粒粉のクラッカーなどがお
すすめ。

⑦ 豆類（乾物でも）を週に少なくとも2〜3回食べる

サラダやスープ、スパゲッティソースなどに豆を足しましょう。

⑧ ジュースよりも果物そのものを食べる

果物の食物繊維の多くは皮と果肉に含まれますが、ジュースに
すると失われてしまいます。

慢性炎症を鎮める方法

体内の免疫システムがウイルスや細菌を撃退すると、炎症が発生します。炎症とは免疫システムが正常に機能し、細菌という憎らしい侵入者をやっつけてくれていることの証なのです。

炎症はまた、けがを修復するはたらきがきちんと機能している証拠でもあります。

しかし、すべての炎症が健康と回復のしるしではありません。多くの研究者が、アルツハイマー病やパーキンソン病、うつ病など脳の病気を含む慢性的な疾患では、有害な炎症が起こっていると指摘しています。慢性的な病気の場合、炎症は一時的な出来事に対処するために起こるのではなく、炎症そのものが慢性化すると言われています。健康な細胞を傷つけるサイクルができあがり、その損傷がさらなる炎症を引き起こして、ふたたび細胞を破壊してしまうのです。

慢性炎症を鎮めるための薬物療法は数多く試みられてきましたが、その結果はあまりかんばしくありません。炎症の治療は遅くなればなるほど、その効果も下がると考えられています。

慢性炎症は重症化する前に早期に発見することが脳を守るために重要です。

ある研究では、非ステロイド性抗炎症薬（NSAIDs）を後期段階のアルツハイマー病患者に投与しても認知機能の大幅な低下をふせげませんでしたが、深刻な認知機能の衰えが認められる前の被験者

への投薬は認知機能の低下を遅らせることができました。

　これらの病気において慢性炎症がどのような役割を果たしているのかはまだわかっていません。ですが、慢性炎症を鎮めることでこれらの病気の発症リスクを減らせるかもしれないのです。

慢性炎症を予防するためにできること

1. 禁煙する
2. 過度な飲酒を避ける
3. 果物や野菜を積極的に摂る
4. 健康に良い油を料理に使う

　いずれも本書でこれまで紹介してきた脳活習慣が慢性炎症の予防になりうるのです。

　これに加えて、米国を代表する医療機関であるメイヨー・クリニックによると、マンゴスチン、オオアザミなどの薬用植物に慢性炎症を鎮める効果が期待できるようです。

ビタミンB₃
ナイアシンの役割

ビタミンB₃としても知られるナイアシンは、脳の健康を促進してくれます。脳は糖質をエネルギーに変換するために、ナイアシンと他のビタミンB群を使用します。ナイアシン欠乏症になることはめったにありませんが、発症すると記憶喪失や精神錯乱、うつ病を引き起こすので注意が必要です。

ナイアシンは善玉コレステロールを増やして、悪玉コレステロールとトリグリセリドを減らし、脳卒中を予防する効果があります。

ナイアシンのサプリメントは統合失調症の治療にも使われており、アルツハイマー病治療での効果も研究されています（今のところ、研究結果はさまざまですが）。

ビタミンB₃を含む食品

- 玄米や全粒粉パンなど全粒穀物
- 赤身肉・鶏肉
- ピーナッツ
- ヨーグルト
- ビール酵母

1日あたりのナイアシンの推奨摂取量は男性14〜15mg/NE、女性11〜12mg/NE です。水溶性なので余剰分は排泄されますが、過剰摂取には気をつけましょう（日本人の食事摂取基準（2020年版）より）。

脑にいいこと
052

脳活はたくさん
試してみるべし

　以前は、人間は脳の10％しか活用していないと言われていました。誕生したときにすべての脳細胞ができあがっており、右脳型人間か左脳型人間かが生まれながらに決まっているのだ、と考えられていたからです（実際、多くの人が今もそう信じているのですが、真実ではありません）。

　人間の脳についての理解は常に変化しています。そのため、本書で紹介している習慣が間違っていることがいつか証明されるかもしれませんし、過去の研究成果に疑いを投げかける新しい研究が出てくるかもしれません。

　では、脳活推進者はどうすればいいのでしょうか？
　答えは「脳のためになることをたくさんすればするほど良い」です。そうすれば、ひとつの脳活習慣に効果がないとわかっても、運動やボランティア活動、カロテノイドの摂取などの他の習慣も試していれば、脳の健康を保てます。
　つまり、脳活はたくさん試せば試すほど、脳に効く確率が上がるというわけです。

脳に有害な水銀を避ける

研究によると、水銀は微量でもアルツハイマー病の原因になる可能性があります。水銀にさらされた神経細胞は、アルツハイマー病の特徴である老人性プラークや神経原線維変化を引き起こすのです。

科学雑誌ニューロリポート・カナディアン誌に掲載された論文で、ボイド・ヘイリー博士は「極めて微量の水銀を加えるだけで、正常な脳細胞や培養ニューロンで、アルツハイマー病の診断指標のうちの７つが発生する可能性がある」と述べています。

水銀は汚染物質のひとつですが、多くの人は魚を食べることで水銀にさらされます。魚は脂肪分の少ないタンパク源で、ビタミンとミネラル、オメガ３脂肪酸に富んでいますが、水銀を多量に含むものもあります。水銀に汚染された魚は避けるべきです。

2017年、米国の食品医薬品局と環境保護庁は、妊娠中の女性など特定の人々が魚を食べることについてガイドラインを設定しました。大手医療機関のメイヨー・クリニックは、すべての人がこの指針に従うべきであるとしています（日本では、厚生労働省が注意喚起を行っています。下記は厚生労働省のパンフレット「これからママになるあなたへ」より一部抜粋）。

水銀含有量の多い避けるべき魚

- キダイ、マカジキ、ミナミマグロ
- キンメダイ、メカジキ、本マグロ、メバチマグロなど

食 の 初 体 験 は い い 刺 激

　あなたの脳だけでなく、私たち人類の脳はなまけものです。はたらくよりも昼間のトカゲみたいにじっとしているほうが好きなのです。

　だから、やろうと思えば毎晩新しいレシピを試してみることだってできるのに、料理本は本棚に並んだまま。結局、来る日も来る日も似たような献立になってしまうのです。

　脳を活性化するために、何か新しい料理をつくってみましょう。

　たとえばイタリア料理を食べることが多いなら、あえてタイ料理に挑戦してみてください。イタリア料理では使わない食材に新しい調理法やテクニック——初めてのレシピを理解するために脳はフル回転します。

　さらに、定番料理でなく、さまざまな方法で調理された多くの食品を摂ることで、脳に必要な微量栄養素をあますことなく摂取できます。

　脳のために今こそ、新しいレシピ、食べたことのない食材にチャレンジするチャンスです。

葉酸不足が
貧血や物忘れを招く

ビタミン B9 としても知られる葉酸は、首の動脈 狭 窄（きょうさく）をふせいで脳への血流を促すはたらきがあります。

葉酸のサプリメントを毎日摂取すると、認知症など脳に関わる疾患のリスクが減る可能性を指摘する研究もあります。

葉酸の主な役割は、細胞を再生産するための設計図である DNA（遺伝情報）を維持することです。また、赤血球内のヘモグロビンをビタミン B12 とともにつくりだすはたらきもあります。

葉酸が不足すると物忘れがひどくなります。加齢に伴って認知症を発症するリスクも増します。さらに、貧血、成長障害、消化機能の異常のおそれもあるのです。

とはいえ、摂取には注意が必要です。サプリメントによって葉酸を過剰摂取すると、ビタミン B12 欠乏症の発覚を遅らせて治療をさまたげることがあります。

合成型の葉酸（栄養強化食品やサプリメントに含まれる、人為的に合成された葉酸）の耐容上限量は、18歳以上900μg、30歳以上が1000μgです（日本人の食事摂取基準（2020年版）より）。

脳は失敗ではなく、
成功体験から学ぶ

　脳は失敗よりも成功を好みます（まるで職場の上司みたいですね）。成功すると、快楽を呼ぶ神経伝達物質ドーパミンが放出されます。そのおかげで脳は「上手くできたこと」を記憶し、ふたたびくり返すようになるのです。

　反対に、失敗するとドーパミンの報酬が得られないので脳はその失敗をきちんと理解できません。ビジネス書の「教祖」たちが何と言おうとも、失敗から学ぶことはそれほど多くないのです。脳からしたら成功にこそ学びがあります。

　マサチューセッツ工科大学の研究で、サル（人間と同じくらいの知能をもつ種）は同じ間違いを何度もくり返しました。サルは失敗したことで行動を変えたり、次のテストで上手くできるようになったりはしなかったのです。他方、成功体験はくり返されました。

　また、特定の習慣やタスクを長い間くり返しやりとげる、という癖をもつことで脳はドーパミンを放出します。

　時間をかけて成功の数を増やせば増やすほど、脳はさらなる成功を求めます。ですから、小さなことでも良いので脳に良い習慣を続けましょう。

　たとえば、有酸素運動をするたびにカレンダーにチェックをつけます。カレンダーを見返して成功の連続を目にすると、脳はその成功をもっと続けたいと考えるようになります。つまり、脳を健康に保つために、脳を利用すればいいのです。

ビタミンCの美味しい効果

抗酸化物質のビタミンCは、他の抗酸化物質の効果を高めます。また、脳がドーパミンやアセチルコリンなどの神経伝達物質を生成するのを助けてくれます。

つまり、ビタミンCを毎日摂ることで頭のキレが良くなり、知力を維持できるのです。

脳の正常な機能に不可欠なビタミンCは、アルツハイマー病を予防する栄養素として期待されています。

ビタミンCが脳に及ぼす効果

❶ 気分の乱高下をふせぐ
❷ 知能を高める
❸ 脳の劣化をふせぐ
❹ フリーラジカルから脳を守る

ビタミンCはLDLコレステロール（悪玉コレステロール）の酸化をふせぐので、動脈を詰まらせて心臓発作や脳卒中を引き起こすプラークの形成リスクを減らしてくれます。

また、ビタミンEの酸化をふせぐとともに、血管が収縮し、脳への血液供給が遮断されるのを予防する効果もあります。

研究によると、1日あたり1000〜2000mgのビタミンC摂取で動脈を健康に保てるそうです。

また、１日に500mgのビタミンＣを補給することで血圧を下げる効果も指摘されています。

　ですから、ビタミンＣをどんどん摂りましょう！　多くの野菜や果物にはビタミンＣが含まれています。

ビタミンCを特に豊富に含む食品

- ピーマン
- パプリカ
- 緑の葉物野菜（小松菜やほうれん草）
- トマト
- キウイ、オレンジ、マンゴーなどのフルーツ

　ビタミンＣは水溶性のビタミンなので、体内で吸収されない余剰分は体外へ排泄されます。

　しかし大量に摂取すると、腎臓結石や吐き気、下痢のおそれがあります。長期間にわたる大量摂取の影響はまだわかっていません（厚生労働省はビタミンＣの耐容上限量は設定していません）。

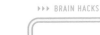

脳にいいこと
058

人はみんな詩人！

　詩に上手い下手は関係ありません。脳にとっては、挑戦してみることが重要なのです。

　詩は創造的な芸術のひとつで、場合によっては文章形式が決まっていますが、脳活の一環として詩を書くのであればそれらの形式をマスターする必要はありません。

　自由詩でも定型詩でも、さまざまなスタイルに挑戦してみましょう。

　詩を書くことで自分の心の動きに触れ、物事を比喩的に表現し、脳を活性化させることができるのです。

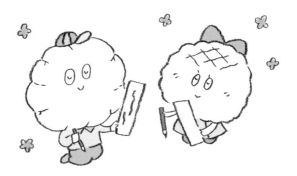

いいこと尽くしの烏龍茶

　烏龍茶も脳を守ってくれる貴重な飲み物です。烏龍茶は、無発酵の緑茶と完全発酵の紅茶の中間に位置する、半発酵のお茶。

　烏龍茶に含まれるフラボノイドの一種、カテキンには抗酸化作用があることが知られています（つまり、フリーラジカルが脳にはびこって傷つけることを予防します）。

　マウスを使った研究では、カテキンの摂取により脳の機能不全が抑制されました。別の研究ではカテキンがキレート剤（金属と結びつく物質で、お茶は鉄と結びつく）として作用し、過剰な鉄分による脳の損傷をふせぐ可能性が指摘されました。

　カテキンは心臓と血管を守ることでも知られており、脳卒中のリスクを減らす可能性もあります。

　その他にも、烏龍茶に含まれるポリフェノールがストレスを減らすという研究や、烏龍茶はプラークやタンパク質などの毒素が脳細胞を破壊するのをふせぐので、アルツハイマー病の予防につながるという研究もあります（老人性プラークはアルツハイマー病の脳の特徴です）。

　メリットはそれだけではありません。烏龍茶は緑茶よりもカフェインを多く含むので、頭のキレを良くし、思考力を高めてくれます。

　ただし、カフェインの過剰摂取は不眠症を引き起こしたり、心臓病を悪化させたりする点がデメリットです。

脳にいいこと
060

人とのつながりが、
脳を若く保つコツ

愛する人や友人と過ごす時間は心地よいものですね。

親密な人づきあいが増えれば増えるほど、身体的にも精神的にも健康に良く、心身の機能が向上するという研究結果が出ています。

幸福感と健康が増し、うつ病のリスクが減ります。他者とのつながりは認知症を予防する効果も期待できるようです。

「社会的な人づきあい」には、日常的な家族との電話での会話から仲の良い友達に定期的に会うこと、毎週日曜日に教会に通うことまで、すべての社会的活動が幅広く含まれます。

マッカーサー基金の研究組織は、高齢者の幸福を予測するふたつの強力な因子として、「友人と会う頻度」と「組織的な会合へ出席する頻度」を挙げています。

つまり、特定の活動への参加が有意義になればなるほど、健康にもより良い影響を与えるのです。

そしてそのような交流は、必ずしも気の合う人との交流だけに限られません。身近な人づきあいに多様性があればあるほど、暮らしはより豊かになると言われています。

研究によると、社会的に孤立すればするほど、認知症を発症しやすくなることが指摘されています。

別の研究では、社会的な交流の多い人は記憶力テストや他の学習活動で良好な結果を残しました。

脳を強くたくましく保つのは、個々人の仕事ではなく、他者との共同作業なのです。

　パーティを開いたり、友達とおしゃべりしたり、子どもと食事をしたりしましょう。すべては若々しい脳を保つためです！

社会的な交流におすすめの作業

❶ 家族や友人と食事をする
❷ 友人や近所の人と定期的に話す
❸ 大学や公民館で講義を受ける
❹ 地域のグループ活動に参加する

　必要ならばオンラインでの交流もいいのですが、なるべくなら対面のほうが望ましいでしょう。

　他者が物理的に存在することが、脳に最も効果的なのです。

集中力と記憶力に効くヨガ

　古代インドから続く運動法であるヨガには特有のポーズと呼吸法があります。ヨガをすると、身体の強度と柔軟性が高まり、体内循環が改善し、姿勢が良くなって全身のコンディションが整います。また、脳にも良い効果があるのです。

　ヨガの本来の目的は、修行僧が身体を制御して心身の均衡をはかることで精神を解き放ち、悟りを得ようとしたことでした。つまり、瞑想の一部として活用されていたのです。

　しかし瞑想と切り離しても、ヨガそのものが脳に有益です。

　イリノイ大学の研究で、20分間のヨガを1回行うだけで集中力と新しい情報を記憶する能力が向上する可能性があることがわかりました。

　他の研究では、ヨガが気分を高揚させ、不安や興奮を鎮め、ストレスレベルを低下させると言われています。

　ヨガを定期的に行っている人の脳をMRI画像で見ると、そうでない人よりも脳の体積が大きいという研究結果も複数あります。

　また、脳内の視覚化に関わる部位、ストレスを軽減する部位、注意力に関する部位の肥大化を確認した研究もあります。

　ヨガの初心者なら、まずは認定インストラクターの初級クラスに参加し、正しいポーズと呼吸法を習うのが早道です。

062 脳全体を活性化する「水泳」

　水泳が、実は脳活に非常に効果的なのはご存じでしたか？

　水泳は有酸素運動ですので、脳への血流を増やし、認知機能を向上させます。

　しかし水泳が地上で行う他の有酸素運動と異なる点は、水中で行うところ（当然ですね）。水による抵抗が高まると、脳への効果も高まります。ある研究によると、地上での有酸素運動に比べて、水泳によって大脳動脈への血流が10〜15%増加しました。

　また別の研究では、水泳に抗うつ作用があることが指摘されています。一般的に有酸素運動は新しい脳細胞の生成や傷ついた脳細胞の修復に役立つとされていますが、泳ぐためには右脳、左脳、前頭葉、後頭葉、側頭葉、頭頂葉のすべてを使うので、脳全体が活性化されます。脳全体を活用することで、認知機能が高まります。脳力アップのためにひと泳ぎしましょう！

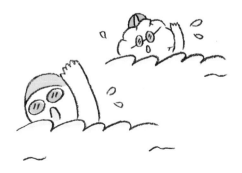

運転はなるべく
1日2時間まで

2017年、レスター大学で、多くのドライバーにとって耳の痛い研究結果が発表されました。1日に2時間以上車の運転をすると、脳が傷つけられるというのです。

その理由のひとつは、運転が座って行う活動であること。座り仕事は健康全般（特に心臓血管系）に悪いとされています。それだけでなく、運転することで脳の活動が停止することも判明しているのです。

実際、実験に参加した被験者が通勤などで長距離運転を日常的に行うとIQスコアが下がりました。あまり運転しない人や全く運転しない人には認知機能の衰えは見られませんでした。

長距離運転による座りっぱなしの状態に加えて、運転するとストレスと疲れを感じます。ストレスや疲労と、認知機能の低下には強い相関があると結論づけられました。

通勤のために毎日2時間以上運転する必要がある人は、脳の健康のためには職場の近くへ引っ越すか、もしくは新しい職探しに乗りだしたほうがいいでしょう。

脳にいいこと
064

認知機能がアップする
チョコレート習慣

チョコ好きな方なら、チョコがもたらす幸せをすでに知っていますね。では、チョコが脳にも良いという事実は知っていますか？

最近の研究で、少なくとも1週間に1回チョコレートを食べる人には認知機能の向上が見られました。より多くのチョコレートを食べた人は記憶力と抽象的思考力のテストで良い結果を出しました。

カカオ豆にはカカオフラバノールと呼ばれる抗酸化物質が含まれており、認知機能の衰えを回復させ、困難な状況下で脳が機能するのをサポートしてくれます。

とはいえ、もし脳のためにチョコレートを食べようと思うなら、品質に気をつけましょう。チョコレートを選ぶ際はココアバターが多く含まれるものを選んでください。ココアバターには抗酸化物質がたっぷり含まれています。

安価なチョコレートには植物油脂が混ぜられており、ココアバターはわずかしか入っていません。他にも、安価なチョコレートにはショートニングや保存料、大量の砂糖が含まれており、逆に悪影響です。

他方、高品質のチョコレートにはココアバターや最高級のオーガニックカカオ豆が使用され、砂糖は最小限におさえられているので、より健康的と言えるでしょう。

自分で材料を購入してお菓子を手づくりすれば、脳に悪い物質も避けられて安心です。

腸は第二の脳

一般に、身体をコントロールしているのは脳だと思われているかもしれませんが、実は脳だけですべてを行っているわけではありません。

研究でわかり始めているのは、腸管神経系（口から肛門まで一直線に連なる消化管の神経）の重要性です。胃腸の健康は身体機能をスムーズに保つだけでなく、気分にも影響を及ぼすのです——それも、おなかが痛くて不機嫌になる以上の影響を。

大事な会議を控えて、胸がそわそわしておなかが痛くなった経験はありませんか？　それは腸神経系からの感情的な合図です。

実際、体内のセロトニンの大部分は腹部でつくられています。胃腸が脳と身体の健康に及ぼす影響については新たな研究が進み、神経消化器病学という研究分野もできています。

では、脳活としては何をすれば良いのでしょうか？

脳と胃腸の相関はまだ研究中ですが、過敏性腸症候群など胃腸の病気をケアすることは脳にも良い影響をもたらします。

お肌にも脳にも潤いを

脳にいいこと
066

　十分な水分を摂らないことで起こる単純な脱水症は脳をおかしな状態にします。脱水症の症状には集中力の欠如、めまい、ぼんやりするなどがあります。

　水分は体重の55〜75％を占め、体内に最も多く存在する物質のひとつで、最も重要な栄養素でもあります。水分は身体のほぼすべての主要器官で極めて重要な役割を果たしているのです。

　水分は栄養と酸素を脳へ運びこみ、細胞からの老廃物を運び出します。脳の73％は水分なので、正常に機能するためには常に水分が補給される必要があるのです。

　身体は水分をためておくことができません。平均すると毎日約２〜３リットルもの水分が、発汗や呼吸、排尿、排便によって失われます。

　暑い日や運動時は、汗でさらに多くの水分が失われるため、意識して水分補給を行いましょう。

　一般に、成人は約２〜３リットルの水分を飲食物から摂取する必要があります。のどの渇きを感じたら、脱水症はすでに始まっていますので注意してください。

　適切に水分を摂れているかを確認するためには、尿の色を確かめましょう。尿が水分で薄められて透明か薄い黄色をしているなら大丈夫ですが、濃い黄色は危険信号です。

腹式呼吸でリラックス

多くの人が胸で呼吸（胸式呼吸）をしています。肋骨の間にある外肋間筋を動かして胸をふくらませる浅い呼吸です。

しかし、おなかを使った腹式呼吸（横隔膜呼吸）をするとより多くの酸素を体内に取り入れることができます。もちろん、腹式呼吸なら脳にも豊富な酸素を届けることができます。

腹式呼吸では、空気を吸い込むと横隔膜が収縮して腹部が広がり、空気を吐くとその逆が起こります。

自分が腹式呼吸をできているかを確かめるには手をおなかに置いて呼吸してみましょう。息を吸ったとき、おなかがふくらめば横隔膜を使った腹式呼吸で、おなかがへこんだままなら胸を使った胸式呼吸です。

腹式呼吸の練習には、おなかのなかで風船をふくらませることをイメージしてください。風船がふくらんだら、次は空気が完全になくなるまで吐きだしましょう。このような深い呼吸を数回行うだけで、緊張から解放され、ストレスがやわらぎます。

呼吸に集中するだけで気持ちが落ち着き、頭が研ぎ澄まされるという研究もあります。

深い呼吸はセロトニンなど神経伝達物質の生成にも役立ち、幸せな気分をもたらしてくれるのです。

デスクでの
ひとりランチ禁止

　仕事での事情はそれぞれあるかもしれませんが、昼食の「とり方」も脳に影響を与えるのです。あなたもコンピュータのディスプレイの明かりに照らされて昼食をとっていませんか？

　デスクでひとり昼食をとる習慣は、脳に以下のような影響を及ぼします。

デスクでのひとりランチの悪影響

❶ 座りっぱなしは脳にも身体にも悪い

　ひとつの場所にずっと座っていると、心臓血管系に負担をかけますし、体重が増えるおそれもあります。さらに、脳卒中や他の健康問題のリスクも増加します。

❷ 同僚との交流ができない

　ひとりではなく、職場の仲間と一緒にランチに出かけましょう。社会的な交流が脳に良いだけでなく、職場での良好な人間関係によって仕事が進めやすくなります。

❸ 休憩できずに脳疲労が増す

　作業スペースを区切るパーティション以外のものを見たり、作成中の報告書以外のことを考えたりするようにしましょう。エネルギーを補充してリフレッシュした状態で仕事に戻ると、重い頭と身体を引きずりながら仕事をするより生産性が増します。

　環境を変えることで創造性が高まり、脳にとってのストレスや極度の疲労も避けられます。

「何を」食べるかより「どれくらい」食べるか

うつ病から認知症まで、脳に関わるさまざまな病気は健康的な食生活を送ることでふせげる可能性があります。

また、健康的な食生活は長生きにもつながります。重要なのは、「何を」食べるかだけでなく、「どれくらい」食べるかにも注意すること。研究では、食べすぎが脳の機能を低下させ、記憶障害まで引き起こす可能性が指摘されています。

とはいえ、口に入れるものすべての量を毎日量る必要はありません。適切な量を理解し、それを視覚化できるようになれば、目分量で適量を取り分けられるでしょう。

食品のパッケージに表示されている分量やレシピの分量は必ずしも実際の食事量と一致するわけではありません。最初はキッチンスケールで1人前の量を量る必要があるかもしれません。食品の量を手っ取り早く量るには、次の目安を参考にしてください。

食品の量の目安

- 調理済みの肉や魚85g分は、およそトランプ1組のサイズ
- 米やパスタはテニスボール1つ分が適量

脳にいいこと
070

農薬・殺虫剤から
脳を守る方法

　オーガニック食品が人気なのは、化学肥料や農薬があまり使われていない商品を望む消費者が多いからでしょう。食品に含まれる重度の殺虫成分と、胎児や幼児の脳の発達障害との間に関連があることが明らかになっています。農薬と成人の神経変性（神経変性疾患としてアルツハイマー病やパーキンソン病などがある）の相関を指摘する研究もあります。そのため、「殺虫剤まみれの食品は避けるべきか？」なんて問いは愚問でしょう。

　とにかく、できる限り有機栽培された食品を選ぶこと。脳に悪い物質を摂取しないために次のような方法があります。

脳を守る食事の習慣

❶ 野菜や果物は流水で洗う
　オーガニック食品でも、皮をむく場合にも洗いましょう。

❷ 洗った後は水けをきる
　このひと手間で殺虫成分をさらに取り除けます。

❸ さまざまな種類の食品を食べる
　特定の種類の殺虫成分にさらされるリスクを減らします。

❹ 肉の脂肪は取り除く
　殺虫成分は脂肪部分にたまっています。

❺ 葉物野菜の外側の葉や野菜の皮は捨てる
　オーガニックでない野菜や果物には多量の殺虫成分が残っている可能性も。

脳にいいこと

071

感染症をくり返すと 脳に悪影響

多くの研究で、ある種の感染症と脳卒中の間に関連があることが示されています。つまり、脳卒中はインフルエンザや肺炎など他の病気と合併して起こるおそれがあるのです。脳卒中のリスク要因をもつ人々はそのような感染症を予防することが、脳卒中を避ける手段のひとつになります。

また、コロンビア大学の研究では、過去に感染症の既往歴がある人ほど、記憶力や他の認知機能に問題が多いという結果が出ました。つまり、感染症にかかればかかるほど、認知力テストの結果が悪くなっていくのです。

ヘルペスなどの慢性的な感染症は、一般的な風邪のような急性の感染症よりも厄介です。また、感染症とアルツハイマー病との関連を指摘する研究もあります。感染症と認知機能の衰えに関連がある理由は明らかになっていませんが、感染症（特に慢性的な感染症）を避けることは脳の健康を守ることにつながります。そのため、以下のことを実践してください。

脳を守る衛生習慣

❶ 手を洗う

　トイレの後や食べ物に触る前はしっかり洗いましょう。

❷ 最新の予防接種を受ける

　大人になると忙しくなって後回しになりがちです。

❸ セックスではコンドームを使用する

　それ以外にも、性感染症を避けるための方策をとりましょう。

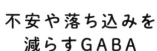

不安や落ち込みを
減らすGABA

　生きていれば、誰でも不安を感じることがあるでしょう。それはテストの前日かもしれませんし、差し迫った財政危機に直面したときかもしれません。

　いずれにせよ、不安感が人生の楽しみを台無しにするのは明らかです。原因不明の慢性的な不安に苦しむ人（一時的な不安感と区別して、不安障害と呼ばれます）は、うつ病や不眠症、その他の脳の病気のリスクが激増します。

　不安をやわらげ、精神を安定させる物質のひとつに GABA（ガンマアミノ酪酸）があります。神経系への鎮静作用があるアミノ酸GABA のサプリメントを摂ると、次のような効果が期待できます。

GABAの効果

1️⃣ 不安、動揺、その他の神経の緊張がほぐれる
2️⃣ 睡眠が改善され、感覚を取り戻す
3️⃣ 頭のなかの「おしゃべり」が減る

　また、米国保健福祉省の国立衛生研究所によると、カモミールやレモンバーム、テアニン（緑茶に含まれる）といったハーブは不安感の解消に効果があります。

　これらはサプリメントや茶葉から摂取できます。深刻な不安症状に見舞われる場合は医師に相談しましょう。

鶏肉は脳の大好物

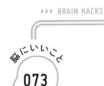

　赤身肉は脳の健康にあまりよくありませんが、鶏肉は脳の大好物です。タンパク質だけでなく、コリンも豊富に含みます。

　コリンによりつくられるアセチルコリンは、記憶力と脳機能を向上させる神経伝達物質です（運動機能でも使われます）。

　また、脳に重要なレム睡眠の制御にも関わります。アルツハイマー病患者はこの物質が不足しがちなのです。

　さらに、神経を保護する役割があるとも言われています。ですから、脳のためにチキンをきちんと摂りましょう！

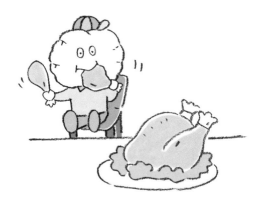

ハグ習慣は科学的にも
幸せを呼ぶ

カーネギーメロン大学の研究によると、他者と「つながっている」という感覚、特にハグ（ぎゅっと抱きしめること）などでの身体的接触を通して得られる「つながり感」は、ストレス関連の病気に効果があるそうです。

他者とのつながりを強く感じる人は、日常的にハグをする回数が多く、他者との対立は少なく、感染症を患っても症状が軽いという結果が出ました。他方、社会的なつながりをあまり感じていない人はより重い症状に苦しみました。スウェーデンの研究においても、ストレスの多い職業の人でも社会的なつながりを感じていると、ストレス関連の病気が減ることが示されています。

さらにカリフォルニア大学ロサンゼルス校の研究で、自分が愛情を示す側・示される側のどちらの立場にいても、つながり感によるストレス軽減効果を得られることがわかっています。

ハグをする習慣は病気から身を守ってくれるだけでなく、幸福感もアップしてくれます。愛する人との身体的接触は不安をやわらげ、コルチゾール（ストレスホルモン）を減らし、気分を高める神経伝達物質オキシトシンとドーパミンの生成を促すのです。ハグの最適な「用量」は「少なくとも20秒間」という研究結果もあります。

ペットでも同様の効果があるとされています。ひとり暮らしの人は愛犬・愛猫を抱きしめて、適量のハグを摂取しましょう。

糖分摂取は
なるべく果物から

　ブドウ糖は体内の活動すべてにエネルギーを供給します。脳の機能にもブドウ糖が必要で、体内でつくられる糖エネルギーの半分が脳で使われます。

　糖が不足すると、脳は無気力になり動きが鈍くなります。反対に、糖が多すぎる食生活も認知機能の低下を引き起こすことが指摘されています。適量の糖を摂ることが重要です。

　糖質は身体のエネルギー源として用いられる炭水化物です。消化の過程で、炭水化物はすべてブドウ糖（血糖）に分解されます。乳製品に含まれる乳糖や果物に含まれる果糖のように、自然に糖が含まれる食品もありますが、それ以外は味付けのために砂糖が添加されているのです。一般的な食事には砂糖が多く含まれています（ケチャップからサラダのドレッシング、パスタソースにまで砂糖が入っています）。砂糖を添加された食品の多くはカロリーが高いばかりで、食物繊維やビタミン、ミネラルなどの必須栄養素はほとんど含みません。ですから、果物を食べるほうが健康的です。

　果物には果糖以外にビタミンC、ビタミンA、カリウム、葉酸、抗酸化物質、ファイトケミカル、食物繊維、その他多くの身体に良い栄養素が含まれています。脂肪分を含まない果物も多く、すべての果物はコレステロールを含みません。

　糖の推奨摂取量は定められていませんが、専門家は、食事の55〜60％ほどのカロリーを炭水化物から摂取し、果糖や乳糖などのカロリーは10％以下におさえるよう推奨しています。

脳にいいこと
076

適量のナッツで
寿命が延びる!?

　ハーバード大学の研究によると、ナッツを食べると寿命が延びるそうです。理由はさまざまありますが、ナッツが脳に良い、というのもそのひとつ。ナッツは脂肪分を多く含みますが、ミネラルや食物繊維、タンパク質、オメガ3脂肪酸などにも富んでいます。

　研究では、ナッツが認知能力を高め、衰えを遅らせる可能性があることが指摘されています。

　ですが、カロリーが高いので、食べる量は大さじ1～2杯が目安です。また、塩分が添加されていないものを選びましょう。生でもローストされたものでもかまいませんが、ローストの場合は油を使っていないドライロースト（素焼き）がおすすめ。脳に良いナッツは、くるみ、アーモンド、ヘーゼルナッツ、ピーナッツなどが挙げられます。

　さらに果物や野菜などビタミンCが豊富な食品と一緒に摂ると、ビタミンCがナッツに含まれる鉄分の吸収を促すので効果絶大です。

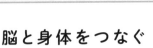

脳と身体をつなぐ 「セロトニン」

　幸せホルモンとも呼ばれるセロトニンは脳と身体のコミュニケーションを助ける神経伝達物質です。低セロトニン値は不安症やうつ病などの気分障害と関連しています。他方、過剰なセロトニンは吐き気や下痢を引き起こします。

　セロトニンは食品に含まれるトリプトファンからつくられます。第一段階として5-HTP（5ヒドロキシトリプトファン）に変換され、その後セロトニンになります。ですから、食品からトリプトファンを摂れば摂るほど、脳はセロトニンをつくりだします。

　セロトニン自体は血液脳関門を突破しないので、サプリメントなどでセロトニンだけを補給しても効果は得られません。

トリプトファンを多く含む食品

- 乳製品（牛乳・チーズ・ヨーグルトなど）
- 大豆製品（豆腐・納豆・しょうゆ・味噌など）
- 魚類（カツオ・マグロなど）
- ナッツ類（アーモンド・ピーナッツなど）
- その他（バナナ、小麦胚芽、ごま、卵など）

　また、深呼吸したりマッサージを受けたりすることでもセロトニンの生成を促すことができます。

078

万病の元「高血圧」を ふせぐには？

高血圧症またはその予備軍の人にとっては、血圧を下げることが脳活になります。

血圧が高くなると、脳への血流が減るので認知力が低下するリスクが高まります。脳への血流の減少は、軽度の精神混乱から重度の記憶障害まで、脳に変化をもたらすからです。

また高血圧は、血栓をつくったり動脈を弱らせたりして脳卒中が起きやすい状態をつくりだすこともあります。血圧をコントロールして脳を守りましょう。

高血圧をふせぐ方法

① 高血圧症かどうかの診断を受ける

② 正しい食生活を送り、運動をする

③ ストレスを減らす

④ 塩分を摂りすぎない

⑤ 家でも定期的に血圧をチェックする

⑥ 必要があれば血圧を下げる処方薬を使用する

脳にいいこと 079 プラセボ効果をフル活用

　ダニエル・G・エイメン医学博士は著書『元気な脳をとりもどす』のなかで、プラセボ（薬効成分のない偽薬）には驚くような効果があると述べています。

　博士によると、150年前の医師たちは現代よりも患者との信頼関係を大切にし、病気の治療のためにプラセボをよく処方していました。すると、偽薬にもかかわらず、医師を信頼し治療の成功を信じることで、多くの患者が病を克服しました。これが、プラセボ効果です。

　近年の研究では、プラセボ効果がうつ病や不安障害、パーキンソン病などの病気に効果があるとされています（がんやアルツハイマー病には当てはまりません）。

　ある研究者は、治療に対する期待がプラセボの作用に影響があると推論しています。

　たとえば、パーキンソン病は脳内のドーパミン不足が原因で引き起こされますが、そのドーパミンは、期待感に反応して放出されます。

　つまり、信じる者は救われるのです！

脳にいいこと 080

スーパーフード 「パンプキンシード」の効果

　カボチャの種（パンプキンシード）は、クリーム色の殻に包まれてカボチャの中心部分で気持ち良さそうに眠っています。

　この種にはすごいパワーがあります。亜鉛、マグネシウム、マンガン、鉄、銅、リンなど多くのミネラルと、タンパク質、一価不飽和脂肪酸、オメガ3脂肪酸、オメガ6脂肪酸が含まれており、脳機能をサポートしてくれるのです。また、抗不安作用のあるGABA（ガンマアミノ酪酸）という物質を脳がつくりだすのにも役立ちます。さらに、集中力や記憶力の向上にもつながるのです。

　パンプキンシードを料理のトッピングに使ったり、グラノーラに混ぜたり、煎って一握り分、食べたりするといいでしょう。種が苦手ならば、パンプキンシードオイルを使っても同様の効果を得られます。

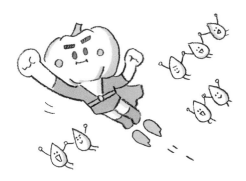

疲れたときこそ
創造力が高まる！

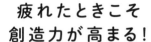

　問題を解決したり芸術作品を生み出したりするのに必要な創造力。その力を一番発揮できるタイミングは、頭が冴えわたり、脳が最も機敏に動くときだと思っていませんか？　実はそうでないことが研究で明らかになっています。

　一般的に、人は疲れているとき（くたくたになるほどの疲労でなく、ただの疲れ）のほうが創造力が高まります。
　なぜなら疲れた脳は、元気なときほど用心深くなく、背景情報、つまり普段は注意を払わないような考えや刺激を取り除こうとしないからです。

　創造的な作業には異なった考えの組み合わせや新しい考え方が欠かせません。疲れているときこそ、そのような作業が適しているのです。
　また、創造力には欠かせない「想像力」は、普段は理性的な前頭葉に抑制されています――そう、疲れているとき以外は。
　新しいアイデアが必要なときは、1日の終わり、または就寝前に考えてみてはいかがでしょう。

脳にいいこと
082

そのいびき、脳の悲鳴です！

　いびきは睡眠時無呼吸症候群（睡眠中の呼吸困難）の兆候かもしれません。睡眠時の無呼吸は睡眠不足を引き起こし、記憶障害につながるので脳に害悪です。

　睡眠時の無呼吸は脳の構造までも変えてしまい、ニューロンを傷つけ、明晰な思考力や意思決定力に影響を与えるおそれもあります。

　しかし、朗報もあります。それらのダメージの多くは無呼吸が治療されれば、改善します。睡眠時無呼吸症候群の可能性が疑われるなら、医師の診断を受け、治療しましょう。

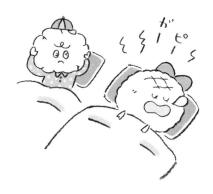

思い込みは脳疲労の元

　微分積分の問題など難しい課題に取り組んでいると、エネルギーが大量に消費され、脳が疲れたように感じられます。

　しかし同じ長さの時間でも、Facebook で猫の写真を見るのならエネルギーをたいして使わないから脳は疲れない——そう思いますよね？　でも、それは本当でしょうか？

　難しい仕事の後にどれくらい疲れを感じるかは、ストレスが影響します。たとえば微分積分のテストを受けるとき、自分の能力不足や成績への不安がストレスになり、脳の疲労感が増します。

　特定の状況下では、簡単な課題より難しい課題のほうが脳を疲れさせるのは事実でしょう。しかし研究では、気のもちようによって違いが生じることがわかっています。

　言い換えれば、猫の写真を見るよりも微分積分の問題を解くほうが「疲れる」と「思い込んでいる」だけなのです。それらの活動に取り組んでいるとき脳はどれくらいのエネルギーを使っているかというと、実はたいした違いはありません。

　ある研究結果によると、これから行う活動の精神的な疲労度を予測すると、その予測はよく当たるようです。

　つまり、もしこれから取り組む仕事が大変だと思えば、その仕事は大変になってしまうのです。ですから、今日から気のもちようを変えてみましょう。思い込みの脳疲労にだまされないでください。はじめはうそだと思っても、どんなことも猫の写真を見るのと同じくらいの労力なのだと考えてみてください。

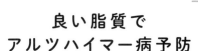

良い脂質で
アルツハイマー病予防

脳が機能するにはほどほどの脂質が必要です。理想としては健康に良い脂質を摂りたいもの。しかし多くの食べ物には不健康な脂質がたっぷり含まれているのが現実です。

　不健康な脂質とは、市販の焼き菓子やマーガリン、加工食品に含まれている飽和脂肪酸や硬化脂肪、半硬化脂肪（トランス脂肪酸）のこと。飽和脂肪酸は室温で溶ける脂分で、霜降り肉やバター、アイスクリーム、卵黄、牛・豚・羊肉の脂身部分などに含まれています。パーム油やココナッツ油などの植物油も飽和脂肪酸です。

アルツハイマー病研究予防基金が推奨する予防食

- 「良い」脂質を摂取カロリーの20％（エクストラバージンオリーブオイルなど）
- 脂肪分の少ないタンパク質を40％（魚、鶏、七面鳥、大豆など）
- 複合炭水化物を40％（生の果物や野菜、全粒穀物、豆類など）
- スーパーフード（ブルーベリー、ほうれん草、のりなど）

脳にも身体にも「良い」脂質

- アマニ油・えごま油（オメガ３脂肪酸）
- アボカドオイル・オリーブオイル（オメガ９脂肪酸）
- ごま油（オメガ６脂肪酸）

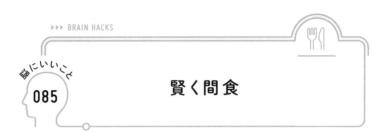

賢く間食

　1日を通して少量の食事を複数回に分けてとるほうが通常量を3食とるよりも健康に良いことは、多くの栄養学者が認めています。

　少量の食事をとることによって、活動に必要な栄養が常に身体中に行きわたり、特に栄養を必要とする脳の機能が向上します。ブドウ糖は一度に急激に供給されるより、安定して供給されるほうが脳に良いとの研究もあります。

　間食に何を食べるかを賢く選ぶことで、食事と食事の間に身体（特に脳）に栄養を取り込み、活力を高め、1日に必要な栄養素の摂取量を増やすことができるのです。

　また、間食をとると、食事間の空腹をやわらげられます。食事の間の時間が長くなればなるほど、次の食事で食べすぎてしまいがちですから。

賢く間食をとるためのヒント

❶ 脂質が少なく、栄養が豊富な軽食を選ぶ
❷ 間食を1日の食事のひとつとして考える
❸ 間食を無意識にとるような状況は避け、意識的な活動にする
❹ 間食は通常の食事より少量にする

- ピーナッツバターを塗ったベーグル半分
- 低脂肪または無脂肪のドレッシングをかけた生野菜
- 低脂肪のグラノーラをまぶしたフルーツヨーグルト
- 低脂肪のカッテージチーズに生のフルーツをのせて
- 新鮮なフルーツ
- 電子レンジでつくる脂肪分の少ないポップコーン
- 低脂肪のさけるチーズ
- 全粒のシリアルと低脂肪牛乳
- 野菜ジュース

過去へタイムトリップ

　記憶力を刺激して鍛える方法のひとつは、思い出をさかのぼることです。

　古い写真や動画を見たり、友人と話したりして過去の体験を思い出しましょう。Facebook のタイムラインをさかのぼるのもいいですね。

　昔を懐かしむことは脳活になります。高齢者だけでなく、若い人がごく最近の出来事を振り返っても効果があります。

　近年の研究で、長期記憶を掘り起こすことで脳機能全体が向上し、短期記憶までも刺激する可能性があると指摘されています。

　つまり、過去へのちょっとしたタイムトリップが現在の脳を助けてくれるのです。

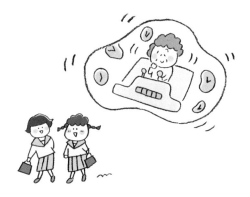

恐怖症は向き合って
改善しよう

　恐怖症とは、特定の状況（飛行機に乗る、高層ビルの最上階など）や特定のもの（クモなど）に対して、理由もなく強迫的に、絶え間ない恐怖を覚えることです。

　そのような恐怖対象に直面すると、恐怖症性不安の発作を起こす可能性があります。発作には、動悸、息切れ、衰弱、おさえられない恐怖感、ヒステリックな叫びなど、数多くの身体的な反応が含まれます。

　不安症と恐怖症は密接に関連しています。ストレスや未解決の争いごとがあると慢性的な不安状態が引き起こされてしまうのです。

　そのような慢性不安にさいなまれている人は、セーフティネットとして恐怖症を発症することがあるのです。恐怖症を引き起こす状況やものを避けている限りは、絶えずつきまとう不安をおさえこみ、安定した生活を送ることができるからです。

　しかし、恐怖対象に直面すると、抑圧された不安が恐怖症性不安の発作となり噴出します。

　もし恐怖症があるなら、セラピーや瞑想が恐怖症に向き合い、打ち勝つのに役立ちます。心の平和を取り戻し、おだやかな脳を手に入れるために試してみてください。

脳にいいこと
088

悪玉コレステロール
を避ける

　コレステロールは神経細胞を保護し、身体機能に必要な電気信号を全身に届けるはたらきがあります。体内のコレステロールの25%は脳に存在しますが、私たちはコレステロールを食事から直接摂取する必要はありません。身体機能に必要なコレステロールは体内で合成されるからです。

　ですが、食事性コレステロールは、卵黄や肉、鶏肉、魚介類、全脂肪の乳製品など動物性食品から直接摂取されます。これらの食品を摂取するとコレステロール値が上昇してしまうのです。

　飽和脂肪酸はLDL（悪玉）コレステロール値を上昇させます。また、トランス脂肪酸も血中コレステロールを増やします。一般的に飽和脂肪酸の多い食品は大量のコレステロールを含んでいるので注意が必要です。

コレステロールの摂取を控える方法

❶ ドレッシングやマヨネーズ、クリームチーズなどは低脂肪のものを選ぶ

❷ レバーなどの内臓肉の摂取を制限する
　栄養はありますが、コレステロールも多いので注意が必要です。

❸ 1週間に2、3回はメインディッシュに魚介類を食べる
　揚げ物ではなく、油分をおさえた調理法を選びましょう。

❹ 時々はベジタリアン料理をつくる
　主なタンパク源として豆や大豆製品を使うと、コレステロール摂取をおさえられます。

中性脂肪を減らして
脳卒中をふせぐ

中性脂肪（トリグリセリド）はエネルギーを蓄えますが、血中トリグリセリド値が高くなると心疾患や脳卒中のリスクが増加します。脳の健康のためには中性脂肪を正常に保つことが最善です。血液検査でその数値を確認できます。

中性脂肪の判断基準

- 30 〜 149mg/dL：基準範囲
- 150mg/dL 以上：高トリグリセリド血症

LDL（悪玉）コレステロールと中性脂肪の数値を下げるためには、食事の選択がカギです。LDL（悪玉）コレステロール値を上げる食品は中性脂肪の数値も上げます。飽和脂肪酸とコレステロールの少ない食事を心がけ、定期的な運動をして体重を適正に保つと、総コレステロールと LDL（悪玉）コレステロール、中性脂肪の値が下がり、HDL（善玉）コレステロール値が上がります。

飽和脂肪酸の摂取と同様にコレステロールの摂取にも注意しましょう。飽和脂肪酸とコレステロールは通常、動物性の食品にのみ、一緒に含まれています。植物性の食品にも脂肪や飽和脂肪酸を多く含むものがありますが、コレステロールは含まれません。

たとえばナッツ類は、脂肪分は多く含みますが（ただし、大部分は不飽和脂肪酸）、コレステロール・フリーです。

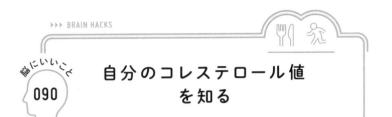

自分のコレステロール値を知る

コレステロールを気にする人はたいてい心臓疾患の心配をしますが、コレステロールの異常値は脳にも有害です。LDL（悪玉）コレステロール値が高くなると脳卒中のリスクが上昇することはよく知られていますし、高いLDL（悪玉）コレステロール値とアルツハイマー病などの認知障害との相関を指摘する新しい研究もあります。

医師に血液検査の結果を尋ね、各種コレステロールの値を確認しましょう。HDL（善玉）コレステロールとLDL（悪玉）コレステロールの値が正常でなければ、脂質異常症の可能性があります。

もしLDL（悪玉）コレステロール値が高かったり、その他のリスク因子をもっていたりする場合は、医師から治療薬を処方され、健康的な低脂肪食と運動をすすめられるでしょう。

なお、虚血性脳卒中をふせぐためには、HDL（善玉）コレステロール値を正常に保つことが重要です。虚血性脳卒中とは、動脈が詰まって脳に十分な血液と酸素が供給されなくなることで生じる、脳組織の一部の壊死（脳梗塞）です。

なお、LDL（悪玉）コレステロール値が低く、HDL（善玉）コレステロール値が高くなれば、心臓疾患のリスクも下がります（次の数値は日本動脈硬化学会のガイドラインより）。

HDLコレステロール値の判断基準

- 40mg/dL 以上：基準範囲
- 40mg/dL 未満：低 HDL コレステロール血症

LDLコレステロール値の判断基準

- 60 〜 119mg/dL：基準範囲
- 120 〜 139mg/dL：境界域高 LDL コレステロール血症
- 140mg/dL 以上：高 LDL コレステロール血症

血糖値管理は脳活の一種

　脳は身体の一部として機能しています。そのため、身体の他の部分で起こったことが、脳に影響しないとは限りません。

　たとえば2型糖尿病は、そのメカニズムは解明されていませんが、アルツハイマー病を含む認知症のリスクが高まると言われています。インスリン抵抗性のある糖尿病予備軍の人も同様のリスク因子をもっています。

　血糖値をコントロールすることで認知症のリスクを減らすことができるかはまだわかっていませんが、両者には強い相関があると考えておいたほうがいいでしょう。

　少なくとも、血糖値をコントロールすることで、もともとの目標でもある糖尿病の回避（あるいは良好な状態の維持）につながります。

　しかも、血糖値のコントロールは脳活と通じるものがあります。すなわち、正しい食事に運動、十分な水分とストレス解消です。

　なかでも、血糖値管理に重要なのは、血糖値を急上昇させる糖質（炭水化物）について理解を深めること。糖質は体内の主要なエネルギー源で、特に脳と神経系にとって重要です。脳は1日を通して大量の糖質を消費します。複合糖質が足りないと、頭がくらくらし、物事に集中するのが難しくなります。

　糖質は肉以外のほとんどの食品に含まれており、次の2種類に分けられます。

① 単純糖質（砂糖）：最も単純な形の糖質
　果物に含まれる果糖など。

② 複合糖質（でんぷん）：多くの単純糖質が結合したもの
　パスタ、米、パン、野菜、豆類、ナッツ、種子類など。

　体内で糖質はブドウ糖に分解され、脳を含む身体中のエネルギーとして利用されます。血中のブドウ糖は血糖と呼ばれ、血流に乗って体内を循環し、細胞内でエネルギーに変換されます。

　単純糖質（単糖類）はすでに単純な形をしているので、すぐに吸収され血流に乗ります。

　複合糖質は消化酵素による作用を通して、ゆっくりとブドウ糖に分解されます。ブドウ糖はすぐにエネルギーとして使われるものもあれば、肝臓や筋肉にグリコーゲンの形で貯蔵されるものもあります。

　複合糖質を摂ることで、血糖値を急上昇させることなく身体と脳の機能を最高の状態に保てます。

　健康な成人は１日の摂取カロリーの約半分を糖質から摂るべきとされています。つまり、食卓の半分は、穀物や野菜、豆類など糖質が豊富な食品にするといいでしょう。

　なお、血糖値を急上昇させない複合糖質として、おすすめなのは玄米や全粒粉パスタなど、精白されていないものです。

　血糖値に関しては、食生活に気をつけ、主治医と相談して上手く管理を進めましょう。

脳にいいこと

092

ガムは手軽な脳活習慣

歯科医は眉をひそめるかもしれませんが、ガムを噛むと脳に良い効果があります。

たとえば試験中など、不安な状況でガムを噛んだ経験のある人はガムがストレスをやわらげるのに役立つことを知っているでしょう。

それだけでなく、ガムは認知機能の向上にもつながります。ガムを噛むと脳への血流が増し、思考力が高まるのです。特に、眠いときなどは脳のはたらきを機敏にしてくれます。

ある研究によると、ガムを噛んだ被験者は反応速度が上がり、より容易に新しい記憶を形成できるようになりました。

幸いにもガムを噛むことはマルチタスクの弊害とは無関係です。どのようなタスクに取り組んでいようとも、ガムを噛むことで作業中のタスクが邪魔されることはありません。

しかし、ガムの効果はガムを噛み続けなければ発揮されません。噛むのをやめれば、効果は消えてしまいます。歯医者さんに怒られないように、甘味料に砂糖ではなくキシリトールを使っているガムを選びましょう。

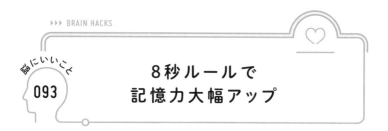

脳にいいこと
093

8秒ルールで
記憶力大幅アップ

　私たちは日々、膨大な量の情報を目にしますが、どれかひとつでも覚えているかと問われると、どうでしょう……？　でもご安心を。情報を短期記憶（作業記憶）から長期記憶へ移動させる簡単な技があります。覚えたい情報について、少なくとも8秒間考えるのです。

　頭のなかにパッと流れてきた情報をすぐに暗記できるなんて誰も思わないでしょう。情報は長期記憶の倉庫に入れられなければ、覚えておくことできません。

　研究によると、新しい情報が長期記憶に蓄えられるには少なくとも8秒間は必要です。新しい情報を記憶しなければならないときは、8秒以上集中することをくり返してみましょう。

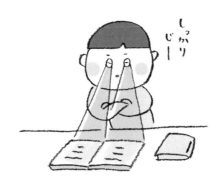

脳にいいこと
094

脳や身体に不要な
トランス脂肪酸

　トランス脂肪酸は脳に有害です。トランス脂肪酸とは、人工的につくられた固形油脂のこと。水素添加により物質の原子構造が変容し、液体だったものが室温でも固体となるのです。

　なぜ植物油にそのような処理をほどこす必要があったのでしょうか？　実は、第二次世界大戦当時、世界各地へ送られる兵隊たちに保存可能期間を長くした食品を与えるために開発されたのが水素添加した固形油脂だったのです。バターはすぐに悪くなりますが、マーガリンは傷みません。

　問題なのは、トランス脂肪酸にはLDL（悪玉）コレステロールを増やし、HDL（善玉）コレステロールを減らすはたらきがあること。これは人間の身体に必要な効果と全く逆なのです！

　それだけでなく、トランス脂肪酸は脳細胞のエネルギーの工場であるミトコンドリアでエネルギー生産の邪魔をします。飽和脂肪酸やトランス脂肪酸を含まない固形油脂よりも、トランス脂肪酸のほうがさらに有害なのかもしれません。近年、多くの健康の専門家がトランス脂肪酸を完全に避けるよう推奨しています。もしパンにバターのようなものを塗りたいなら、トランス脂肪酸を少なめにおさえたマーガリンが市販されていますので探してみてください。

　ちなみに、油脂含有率が80％未満のマーガリンは「ファットスプレッド」と呼ばれ、柔らかく塗りやすいのが特徴です（硬いマーガリンほどトランス脂肪酸が多い）。トランス脂肪酸を控えたファットスプレッドは、食べすぎなければ脳活ライフに取り入れてもいいでしょう。

アルファルファって
知ってる?

アルファルファを食べたことがある人は少ないかもしれませんね。ですが、脳活のためにはぜひ取り入れるべき野菜なのです。

本来、アルファルファは牧草ですが、ハーブや食用野菜として使用されています。名前の由来は「すべての食物の父」を意味するアラビア語で、その名のとおり、脳が正常にはたらくために必要な栄養素を多く含んでいます。

アルファルファは心臓疾患、がん、脳卒中の治療に役立つ可能性があると指摘されています。治癒力が期待されるアルファルファの葉には、食物繊維やカルシウム、マグネシウム、カリウム、ベータカロテンなどのミネラルや栄養素が豊富に含まれています。

また、アルファルファにはLDL（悪玉）コレステロールを減らす効果も期待されています。

アルファルファは通常、芽（スプラウト）を食すもの。アルファルファの葉は米国食品医薬品局のリストに安全なハーブとして登録されていますが、医師の承認のもとで健康に良い量を摂取する必要があります。

もし腹痛や下痢などの副作用があれば、摂取をやめましょう。自己免疫疾患がある人は、アルファルファの種を食べるのは絶対に避けてください。

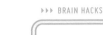

学びの連続は脳の味方

研究によると、教育を受ければ受けるほど、より鋭敏な知性をより長く維持できるそうです。

馴染みのある分野ではなく、思考を刺激する内容の授業を受講してみましょう。多くの大学はさまざまな科目で生涯学習クラスを提供していますし、夜間に開講されている授業もあります。

少し難しいけれど興味を惹かれる授業を受けて、自分の思考力に挑んでみましょう。長らく使っていなかった脳細胞をほぐすチャンスです！

美術館や博物館に行くなら、見る予定の展示について予習しておくのもおすすめです。

たとえば美術館に行くなら美術史についておさらいし、各時代の芸術家たちについて勉強してください。自分の暗記力を試し、覚えた知識を活用してワンランク上の鑑賞を目指しましょう。

この方法は天体観測やクラシック音楽のコンサート、オペラ、観劇など何にでも使えます。バスケットボールやスキーで試してみてもいいかもしれません。脳を刺激できますし、同行の友人もきっと感心してくれるでしょう！

部屋の乱れは脳の乱れ

　散らかったデスクは創造力の源である、と聞いたことがあるかもしれません。残念ながら、それは片づけられないことのただの言い訳。実際には、散らかった状態は脳に有害です。ごちゃごちゃの部屋は人を圧倒し、不安にさせます。脳はその乱雑さのなかに何か意味のあるものを見つけようとして過剰に刺激を受けてしまうのです。

　周囲の雑事が気になり、目先の物事に集中できなくなります。また、散らかった状態を見ると何かやるべきことがあると思ってしまい、リラックスするのも難しくなります。さらに、部屋が散らかっていると探し物をするストレスも生まれるのです。

　医学的な精神疾患である「ためこみ症」は別の問題なので、ここでは触れません。ここで対象となるのは、ごく一般的な「散らかった部屋」──乱雑さが生むストレスに向き合わず、日々の忙しさにかまけて放置された部屋です。

散らかりを解消し、気持ちをすっきりさせる方法

① 視界から消す（散らかった状態が見えなければ、脳は気にしません。戸棚や箱、引き出しを活用して散らかったものを隠しましょう）

② 片づけを習慣にする（使ったものは元の場所に戻す癖をつけましょう）

③ 片づけを手伝ってくれる家族や友達を頼る（他人のほうが躊躇（ちゅうちょ）なくものを処分することができます）

④ 一度にすべてを片づけようとしない（片づけとは意思決定の連続。決断する数が増えれば増えるほど、判断は鈍くなるもの）

大豆食品で脳機能アップ

　ホスファチジルセリン（細胞膜をつくるために必要なアミノ酸）は脳の健康にも重要であることがいくつかの研究により明らかにされています。

　医学誌クリニカル・インターベンションズ・イン・エイジング誌に掲載された報告では、大豆由来のホスファチジルセリンを1日300mg補給すると、情報認識と記憶の想起に大きな改善が見られ、実行機能と精神的な柔軟性が向上したそうです。

ホスファチジルセリン摂取による効果

❶ 記憶力の改善

❷ 集中力の向上

❸ 注意力の向上

❹ 学習能力の改善

❺ 気分の高揚（主に、うつ病と闘う効果）

❻ 運動とストレスからのダメージ予防

❼ コルチゾール（ストレスホルモン）の抑制

　サプリメントでも補給できますが、毎日の食生活で大豆食品から摂取するのがおすすめです。

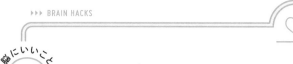

らくがきも立派な脳活

　たとえ絵心がなくても、らくがきは脳を刺激して想像力を発揮する手段になります。描くという行為により神経が研ぎ澄まされ、本当に表現したいものを理解できるのです。

　しかし、らくがきは何か別のことをしながら行う「頭を使わない行為」として長らく軽視されており、脳に恩恵をもたらしてくれることはあまり知られていません。

　科学雑誌アプライド・コグニティブ・サイコロジー誌に掲載された研究では、らくがきをすると情報を記憶する力が向上することがわかりました。らくがきをした被験者は、集中力が増したのです。

　他方、らくがきをしない被験者は、意識がふらふらとさまよいがちで、学んでいることに集中できませんでした。

　また、らくがきは一種の視覚言語であり、らくがきをしなければたどりつけないような思考やアイデアを生み出すため、創造力の源であると主張する研究者もいます。

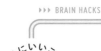

ナビより地図で
脳力を上げる

　最近の研究で、ロンドンの何千もの道と観光名所を記憶して観光客を案内するタクシー運転手と、バスの運転手を比べると、脳の空間記憶に関する部位に構造的な違いが認められました。

　バス運転手はあらかじめ決められたルートをたどりますが、タクシー運転手はひとつの場所から別の場所へ移動するのに自分の脳と記憶（カーナビでなく！）を頼りにします。

　だからといって、空間記憶を強化するためにロンドン・タクシーの運転手を目指す必要はありません。

　知らない街を歩いたり運転したりするとき、GPSのナビ機能でなく地図を使うと脳が刺激されます。

　問題解決能力や意思決定能力も同様に高められるでしょう。

　あまり旅行をしないのであれば、日常の範囲で新しいルートを開拓してみてください。同じように脳活効果が得られるでしょう。

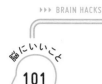

101

老いにも若きにも サツマイモ

　サツマイモは身体に良いだけでなく、脳を最高の状態に保つ手助けもしてくれます。食事にサツマイモを取り入れると記憶力が改善し、将来アルツハイマー病を発症するリスクが減ると指摘されているのです。

　サツマイモには健康に良い栄養素が大量に詰まっています。明るい色の果肉には血糖値を安定させ、代謝を助けるカロテノイドが含まれているため、できれば皮も一緒に食べるといいでしょう。

　実際、調理済みのサツマイモ100gに含まれるベータカロテンは27μg、その他にもビタミンCやビタミンB1、カリウム、マグネシウムを含み、さらに、脂質はゼロ。食物繊維も豊富に含みます。サツマイモはまさに健康食品なのです。

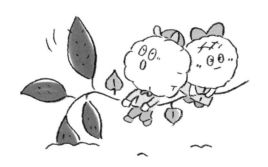

脳にいいこと
102

怖すぎる
ホルムアルデヒド中毒

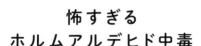

　ホルムアルデヒドは、ベニヤ板やパーティション、羽目板、カウンター材、フローリング材、カーペット生地など、多くの住宅建材や家具に幅広く使われています。

　機能面では優れていますが、ホルムアルデヒドに過剰にさらされると脳に大きな影響が生じるのです。

　科学雑誌インターナショナル・ジャーナル・オブ・アナトミー・アンド・フィジオロジー誌に掲載された研究で、ホルムアルデヒド中毒の健康被害は、頭痛から乳がんにまで及ぶと報告されています。

　通常、住宅用品に含まれるホルムアルデヒドは蒸気となって排出され、慢性的な呼吸障害を引き起こします。アメリカでも何百万もの人がホルムアルデヒドの影響を受けていると言われています。

　新築住宅や分譲マンション、アパートなどはホルムアルデヒドを多く含む製品が使われている可能性が高いので、これらの住宅に住んでいる場合はリスクが高まると言えるでしょう。

　原因不明の呼吸障害や頭痛、その他の不可解な症状に悩まされていませんか？　もしかしたら、それはホルムアルデヒドが原因かもしれません。

　ホルムアルデヒドによる健康被害のリスクを減らすために、新しい家具やカーペットなどホルムアルデヒドを多く含む製品は、家に持ち込む前に外気にさらしましょう。

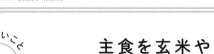

脳にいいこと
103

主食を玄米や
全粒粉製品に変える

炭水化物を摂る際は、単純糖質より複合糖質を、さらに、精白された穀物より全粒穀物を選ぶようにしましょう。

全粒穀物は精白された穀物より消化に時間がかかるので、体内のブドウ糖の供給が安定して血糖値が急上昇するのをふせぎ、脳が正常にはたらくのをサポートします。

全粒穀物にはビタミンEや葉酸などのビタミンB群、マグネシウム、鉄、亜鉛などのミネラルが含まれています。また、食物繊維やその他の重要な栄養素も豊富です。

実際、全粒粉パンやブラン（ふすま）のシリアルなどの全粒穀物をたっぷり摂ると、1日に必要な食物繊維の半分を摂ることができます。白パンや白米など精白された穀物は避けましょう。

なお、「全粒穀物」とは小麦やトウモロコシ、オーツ麦、米などの穀物のうち、食べられる部分をすべて残している状態の穀物を指します。穀物は、製粉・精米の過程でさまざまな部位が除去され、それに伴って大切な栄養素も取り除かれます。精白後に栄養素が添加されたり、栄養強化されたりする製品もありますが、失われたすべての栄養素が戻るわけではありません。

普段から食品ラベルの原材料を確認し、「全粒穀物」「ホールウィート（全粒小麦）」「ライ麦」「玄米」「オートミール」「全粒オーツ麦」「もち麦」「全粒トウモロコシ」などの表記があるものを選びましょう。

座って目をつむって
リラックスしてみる

　1960年代後半、ハーバード大学の心臓専門医ハーバート・ベンソン博士は、人間の「闘争・逃走反応」（危機的状況において、闘うか逃げるかの準備を整える反応）に対して、リラクゼーション法が心理面と生理面の両方のバランスをとるのに有効であることを発見しました。

　ベンソン博士の実験では、被験者が10〜15分間静かに座ってひとつの言葉やアイデア、思考に集中すると、生理面で著しい変化があらわれました。代謝が減って心拍数と呼吸数がゆっくりになり、深いリラックス状態（睡眠とは異なる）を示すアルファ波とシータ波の脳波パターンがあらわれたのです。

　ベンソン博士によると、リラクゼーション反応は、それがどのような方法でもたらされたものであれ、身体変化を引き起こします。

　心拍数、呼吸数、筋肉の緊張、酸素消費量は安静時以下の状態にまで下がりました。血圧も下がり、覚醒した脳は、空想や夢想をしているときのようなゆっくりとした脳波を放つようになりました。

　このように通常とはわずかに異なる意識状態は、睡眠時と同様の癒し効果をもたらします。

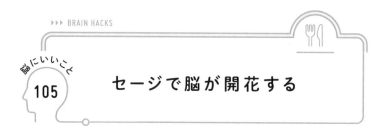

脳にいいこと
105

セージで脳が開花する

　何世紀もの間、ハーブの一種であるセージには記憶力を向上させるはたらきがあると考えられてきました。そして現代科学が、それが真実であることを明らかにしたのです。

　セージは、脳内で記憶を助ける化学物質アセチルコリンの生成に役立つと考えられています。少量のセージが記憶力と集中力の向上に役立つとする研究もあります。

　また、セージには抗酸化作用もあり、憎たらしいフリーラジカルを取り除く手伝いをしてくれます。アルツハイマー病など、より深刻な脳の病気を治療するためにセージの効果を期待する研究者もいます。

　それだけでなく、セージは美味しいのです！　オムレツやパスタソース、鶏肉料理など多くの料理に合います。

　日本の一般的な家庭ではあまり聞いたことがないハーブかもしれませんが、ぜひ一度試してみてください。

脳も身体も喜ぶ
虹色の食卓

　健康で脳に良い食生活には、さまざまな種類の野菜や果物を食べることが欠かせません。

　野菜や果物は、種類ごとに異なった必須栄養素（ビタミン、ミネラル、食物繊維など）に加え、微量栄養素も豊富に含んでいます。さまざまな種類の食品を摂ることで、これらの栄養素を十分に摂取することができるのです。

　1週間を通してさまざまな種類を食べるよう心がけましょう。ひとつの方法として、さまざまな色を取り込んだカラフルな食卓をつくるようにしてください。白やベージュ色の料理（パスタやご飯やジャガイモなど）ばかりなら、健康的な食事とは言えません。

　あるいは、毎週、スーパーマーケットや市場で新しい野菜や果物を買い、いろいろな料理で試してみるという手もあります。

　野菜や果物は、新鮮なものでも、冷凍や缶詰、乾燥させたものやジュースにしたものでも、脳に良い影響があります。

　ただし、ジュースや缶詰は食物繊維が少ないので、なるべく形が残っているものを頻繁に食べるようにしてください。

　毎日、野菜350g と果物200g を目安に摂取できると理想的です。

言語の勉強は最高の脳活

言語の学習は脳に効果抜群です！　新しい知識を吸収してしっかりと記憶する必要があるため、言語学習はやりがいのある頭脳労働です。

動詞の活用と格闘し、文法構造について考え、機会を見つけては話す練習をして、効果がなかなかあらわれなくてもあきらめずに学習を続けましょう。

脳をたくさん使っていると感じた瞬間、すでに脳活は成功です。

新しい言語を習得できたら、ごほうびにその言語が使われている国を旅行してみましょう。その言語を話す練習になるばかりでなく、その国の文化についても学ぶことができます。

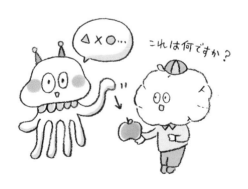

脳にいいこと
108

脳は慣れない状況ほど
よくはたらく

脳を刺激して活性化するためには、コンフォートゾーン（居心地の良い場所）から抜け出すというのもひとつの手です。

つまり、居心地の良い環境から飛び出して新たな技術や情報を学び、新しい人々と出会い、すばらしい思い出をつくりましょう。

そのために、次のような活動がおすすめです。

脳を活性化させる方法

❶ これまで行ったことのない場所を訪れる
❷ 馴染みのない団体の会合に出る
❸ 近隣の人にあいさつをする
❹ インターネット上で出会いを探す
❺ 食べたことのない料理に挑戦する

これらのことを（もちろん、それ以外のことでも）試してみると脳が刺激され、活発にはたらいてくれるでしょう。

幸せに生きるための
マインドフルネス

ヨガや超越瞑想、仏教の教えを実践している人はよくわかっていることですが、マインドフルネス（「今、この瞬間」の体験に集中すること）により、より幸せでストレスのない生活を送れるようになります。

マインドフルネスは、多くの場合、呼吸と思考に集中する瞑想と関連づけられます。一般的な効果として、ネガティブな思考パターンや失敗の悪循環を回避し、自尊心を高め、心理的な慢性痛をやわらげることが期待されています。

脳は複雑かつすばらしい器官です。マインドフルネスにより、精神力を操り、心と身体を統一し、欲望を満たすことができるようになるのです。

重要なのは、過去を後悔したり将来を心配しすぎたりしないこと。「今、この瞬間」の活動に精神を集中させましょう。

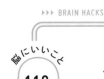

脳にいいこと
110

音楽が脳にもたらす力

　私たちの脳は生まれながらに音楽を楽しむようつくられている、と科学的に言われています。実際、パーキンソン病のような神経変性疾患の患者の治療に音楽が有効であるとする研究もあります。

　『音楽と人間と宇宙〜世界の共鳴を科学する〜』（ヤマハミュージックメディア社・絶版 / 原題：The Power of Music）の著者、エレナ・マネスによると、音楽は人間の脳の多くの部分を刺激するそうです。だからこそ、脳機能を失った人にとって音楽療法が重要であるとマネスは主張します。

　また、食事や性行為によって刺激される脳の快楽中枢が、音楽によっても刺激されることが研究でわかりました。

　背筋をぞくぞくさせるような音楽は、人の気分に直接的な影響を与えます。刺激を感じる音楽を活用すると、気分高揚や満足感、リラックス、やる気、興奮などポジティブな効果を得られるのです。

　どの音楽を聴くかはお好みのままに。ベートーベンでもビートルズでもヒップホップでもカントリーミュージックでも何でもかまいません。ゆったりと腰をおろして音楽に耳を傾ければ、あなたの脳も喜びのメロディを奏でるでしょう。

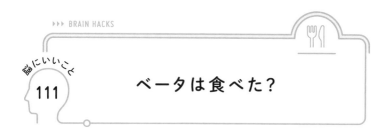

111

ベータは食べた?

脂溶性の抗酸化物質であるベータカロテンは、ニンジンやサツマイモのオレンジ色の色素成分で、人間の体内でビタミンAに変換されます。主に下記のような緑黄色野菜に多く含まれることが知られています。

ベータカロテンを多く含む食品

- ニンジン
- カボチャ
- サツマイモなど

これらの緑黄色野菜は身体に良いだけでなく、脳にも良い効果をもたらします。というのも、ベータカロテンが認知障害のリスクを軽減させることが判明したからです。

長期間に及ぶ研究では、ベータカロテンを摂取した人は、プラセボ(不活性の偽薬)を摂取した人と比べて、記憶、認知、言語能力が大幅に向上しました。

脳と身体全体の健康のためベータカロテンが豊富な食品を積極的に摂りましょう。

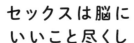

セックスは脳に
いいこと尽くし

　セックスは快楽を得られるだけでなく、身体にも良いものです。定期的な性行為は脳や気分、記憶力に良く、苦痛をやわらげる効果もあります。

　1週間に3回の性行為で脳卒中のリスクが50%減るそうです。定期的にセックスをしていると長生きにつながるというわけです。これは机上の空論ではなく、臨床上の事実です。デューク大学の加齢についての長期研究によると、性交の頻度や満足感と、寿命との間に強い相関があるとわかりました。

　セックスそのものもすばらしいのですが、オーガズムに達するとさらなる効果を期待できるでしょう。オーガズムの最中、脳の右前頭葉への血流が増し、すばらしい解放感と満足感が生まれます。オーガズムによって脳の奥深くの感情をつかさどる部位が刺激され、精神的な鎮静効果が得られます。オーガズムを感じる人はそうでない人に比べて、気持ちの落ち込みが少ないようです。

　ドイツの性に関する研究者ヴェルナー・ハーバーメールは、セックスの回数が増えるほど頭が良くなると指摘します。性行為の最中はアドレナリンとコルチゾールが刺激され、オーガズムに達するとセロトニンとエンドルフィンの急増が認められたそうです。

　ちなみに、定期的にオーガズムを得ていると自己肯定感も高まると言われています。

脳にいいこと 113

アートで脳力アップと ストレス解消

近年の研究によると、絵画や彫刻のようなアート作品の創作は、脳の前頭部と後頭部、側頭部の間の相互作用を促すはたらきがあるようです。

退職したばかりの人たちを含む絵画クラスを対象とした研究で、研究者らは創作活動が脳へ良い影響を及ぼすことを指摘しました。高齢者の慢性的な病の負担を軽減する重要な予防策になるかもしれないことが明らかになっています。

年齢や熟練の度合いにかかわらず、創作活動にはストレス軽減の効果があることも知られています。

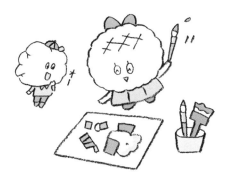

114

マグネシウムは脳に必須

　マグネシウムは脳の正常な機能に不可欠なミネラルの一種です。ニューロンの代謝を助け、特定の抗酸化物質の効果を促進させます。

　また、アルツハイマー病を予防する役割を果たす可能性もあります。研究で、多くのアルツハイマー病患者の脳はマグネシウムが不足しており、カルシウム過多であることがわかりました。

　健康な脳では、このふたつのミネラルが比較的同じ割合で存在します。なお、マグネシウムを高用量摂取すると、脳卒中リスクが低減するとの研究もあります。

　マグネシウムを多く含む食品は次のとおりです。

マグネシウムを豊富に含む食品

- 豆類
- アーモンド
- アボカド
- 小麦のブラン（ふすま）、全粒穀物
- 魚介類
- 果物
- カボチャの種
- 緑黄色野菜（特に調理したほうれん草）

マグネシウム不足の原因は、尿排出量の増加（利尿剤の服用による
ものなど）、糖尿病の管理不良、アルコール依存症などが考えられま
す。片頭痛のある人もマグネシウム不足の可能性があります。

　ある研究では、1日あたり600mgのマグネシウムを12週間服用
した片頭痛患者は、月に3回あった頭痛が2回に減りました。プラ
セボ（偽薬）を服用した片頭痛患者は、頭痛の回数に変化が見られ
ませんでした。

　サプリメントでマグネシウムを摂る場合、耐容上限量は成人男女
ともに1日350mgと定められています（日本人の食事摂取基準（2020
年版）より）。

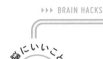

115

ビデオゲームで脳活

　子どもにゲームをやめなさいと口をすっぱくして言っているお母さんたちも多いかもしれませんが、実はこれも立派な脳活。Wiiでも Xbox でも Nintendo Switch でも Play Station でも、ゲーム機の種類は問いません。

　ビデオゲームで遊ぶと、視覚と手指の連動能力や空間可視化能力（想像上の二次元や三次元の物体を移動させたり回転させたりする能力）が育ち、脳の機能が向上します。

　ベルギーの研究者は150人の十代の若者の脳を調べた結果、ビデオゲームで遊ぶ若者の脳は、感情と行動をつかさどる左腹側線条体の細胞が多いことを発見しました。

　他の研究では、アクションゲームをする人はゲームをしない人と比べて知覚が敏感で注意力が強く、高度な認知スキルをもつことがわかっています。

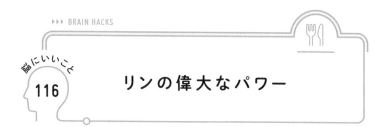

リンの偉大なパワー

　リンは人間の骨の重要な構成物です。実際、リンは体内に２番目に多く存在するミネラルで、カルシウムに次いで健康的な骨を維持するために重要な栄養素です。

　骨や歯に強度を与えるだけでなく、ホルモンバランスや消化、排泄、タンパク質合成、細胞の成長と修復にもリンは欠かせません。

　脳を含め、体内のすべての細胞組織の成長、維持、修復にリンが必要とされます。また、ビタミンB群の活性化を助け、体内でのエネルギー貯蔵にも必要とされます。

　リンが不足することはめったにありませんが、水酸化アルミニウム配合の制酸薬（消化性潰瘍や胃炎などの治療薬）を長期にわたり過剰使用することでリンの吸収がさまたげられることがあるため、注意が必要です。ちなみに、１日あたりの推奨摂取量は18歳以上の男性で1000mg、女性800mg です（日本人の食事摂取基準（2020年版）より）。

リンを多く含む食品

- ナッツや種子類
- 卵、肉、魚
- 全粒穀物、小麦
- ジャガイモ

脳にいいこと 117

食物繊維たっぷり! オートミールを食べてみーる?

　健康を気遣う人には、オートミールがおすすめです。

　オートミール(別名オーツ麦、エンバク)のように水溶性食物繊維を豊富に含む食品は、HDL(善玉)コレステロール値は維持してLDL(悪玉)コレステロール値のみを下げる効果があると言われています。

　また、脳のエネルギー源であるブドウ糖も供給してくれます。近年、南オーストラリア大学の研究者がオーツ麦は認知機能の衰えを遅らせる可能性があることを発見しました。

　これでオートミールをすすめる理由がおわかりでしょう。全粒オーツ麦の製粉過程で除去されるオートブラン(オーツ麦のふすま)にも同様の効果があります。

　シリアルとヨーグルトにオートブランを振りかけて試してみてください。オートブランを衣にして鶏肉や赤身肉、魚を包んで焼いたり、パン粉のかわりにミートボールに混ぜることもできます。

　水溶性食物繊維の1日の推奨摂取量3gを摂るためには、オートブランなら57g、オートミールなら85gを食べましょう。

つらいときほど、
気持ちをオープンに

英語の feeling（フィーリング）と emotion（エモーション）という単語は両方とも「感情」を意味し、同じような文脈で使われますが、わずかな違いがあります。

feeling とは肉体的な感覚のことで、たとえばつま先をぶつけて痛みを感じるような場合に使います。

それに対して、emotion は日々の出来事に対する無意識の肉体的な反応を指します。赤面したり、笑ったり、ドキドキしたり、涙があふれたり、というのはすべて emotion の例です。

この emotion は一時的な場合もあれば、何日も、あるいは何年間も続く場合もあります。また、emotion はポジティブな感情とネガティブな感情に分けることができます。

心理的なダメージが引き起こされるのは、望ましくない感情（隠された怒り、罪悪感、自己嫌悪など）が押し殺されたときです。

感情にふたをするのは、極めてストレスのたまる行為です。

自分の感情を認めて乗り越えると、さらなる健康のために脳を解放することができるでしょう。

脳にいいこと
119

海藻はすごいブレインフード

　海藻には必須ビタミンとミネラルが豊富に含まれており、ヨウ素の重要な摂取源でもあります。

　体内でヨウ素が不足すると、頭がぼんやりして記憶障害やうつ病を発症する可能性があります。

海藻の栄養効果

① 水溶性・不溶性の両方の食物繊維を含む

② ビタミンAの素であるベータカロテンやビタミンB群、ビタミンCとEを大量に含む

③ カリウム、カルシウム、ナトリウム、鉄、塩素を豊富に含む

④ 海藻には56種の無機物が存在し、身体の正常な機能に必要なミネラルを含む

⑤ 海藻にはその48％がタンパク質でできているものがある

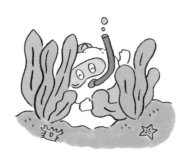

脳にいいこと **120**

テレビは見れば見るほど
不幸になる

「テレビばかり見ているとバカになる」とお母さんに言われたことはありませんか？　実はそのとおりなのです。

いくつかの研究で、子どものテレビ視聴と攻撃的な行動の増加に関連があることが指摘されていますし、テレビ視聴と肥満との相関を指摘する研究もあります。

最近発表された長期研究では、テレビを見ると本当にバカになるという結果が出ました。25歳前後の若者を対象にテレビの視聴習慣を調べたところ、最も長い時間（1日3時間以上）テレビを見ていた人は脳のテスト結果が最悪だったのです。

別の研究では、小さな子どものテレビ視聴と言語能力の低さに関連が示されました。また、テレビ視聴は睡眠周期を乱すとも言われています。睡眠の質が低いと、記憶力や認知機能が低下します。子どもに関しては、精神発達の遅れや注意欠陥多動性障害（ADHD）のおそれもあります。

社会的な交流は脳の健康に良いものですが、テレビをよく見る人は他者との交流が少なくなりがちです。

まだテレビを処分する気になりませんか？　それなら、テレビを見る人は不幸になるとの研究結果を紹介しましょう。この研究では、テレビ視聴以外の活動では反対の結果が出ています。つまり、読書が好きな人は本を読めば読むほど幸福を感じましたが、テレビを見る人は見れば見るほど幸福感が下がったのです。

幸せになりたければ、テレビのない生活を送りましょう。

脳にいいこと
121

チョウセンニンジンに挑戦！

チョウセンニンジン（別名：高麗人参^{こうらいにんじん}）は世界で最も有名な薬草の
ひとつで、脳機能を助け記憶力と学習力を向上させるはたらきがあ
ると考えられています。

ある研究では、チョウセンニンジンのサプリメントを摂取した人
は、反応速度と注意力、判断力（個別の状況に適切に対応する力）に
おいて効果が見られました。

また、2017年の研究によると、チョウセンニンジンはストレスに
対する脳のホルモン反応に影響を与えるため、ストレス起因のうつ
病と不安障害を予防する可能性があります。

チョウセンニンジンの有効成分ジンセノサイドは、神経発達と神
経伝達を助けることで知られています。また、突発的な急性ストレ
スから脳を守るはたらきもあるのです。

標準的な用量は1日200mgとされています。なお、チョウセン
ニンジンのエキスは、ジンセノサイド含有量が4〜7％のものが標
準的です。購入および摂取する前に、ラベルをしっかり確認しま
しょう。

マッサージは長さによって効果も違う

マッサージは贅沢な趣味、と思われるかもしれませんが、実は、脳への賢い投資のひとつなのです。研究によると、マッサージを受けた後は脳がきびきびとはたらき、問題を解くスピードが、場合によっては2倍もアップしました。

また、マッサージを受けるとリラックスでき、夜はよく眠れるようになります。睡眠は健康な脳を保つために欠かせません。

最近の研究では、マッサージ療法にうつ病予防の効果があることが指摘されています。同様に、マッサージにより不安症が軽減されるとする研究もあります。

マッサージを受けると気分が高揚することもよく知られています。マッサージにより、快楽をもたらす脳内麻薬のドーパミンとオキシトシンが放出され、気分が安定するからです。同時に、ストレスホルモンであるコルチゾールの生成もさまたげます。マッサージの最中は脳内で幸せを感じる部位が活性化するとの研究もあります。

一般的に、短時間のマッサージは神経を覚醒させます。ここ一番のがんばりが必要なときは、15分間の背中マッサージを受けると良いでしょう。長めのゆっくりとしたマッサージは、リラックスしたり不眠症を解消したりするときに有効です。15分ほどで、快楽物質が脳に浸透し始めます。

マッサージは受ける回数が増えるほど、脳への効果もアップします。定期的なマッサージを受けると、ポジティブな精神状態を維持しやすくなります。

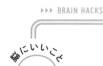

チェスでIQがアップ！

さまざまな研究で、チェスをする若者は言語能力と数学能力を含む知能が大きく向上したことが示されています。チェスをするとIQ（知能指数）レベルが本当に上がるのです。

週に2〜3時間のチェスを数か月間続けることで、このような効果が得られるのです。それは、チェスに必要な集中力が脳を刺激するから。IQレベルを引き上げる効果は小学生から高校生までの若者において顕著ですが、大人にも効果があります。

チェスの名人を研究した結果、問題解決とパターン認識に関連する前頭葉と頭頂葉のはたらきが活発であることがわかりました。

また、チェスが右脳と左脳の両方を使うことも指摘されており、これは脳全体の強化につながると考えられています。別の研究では、チェスをする高齢者（75歳以上）はアルツハイマー病のリスクが低くなることが示されています。

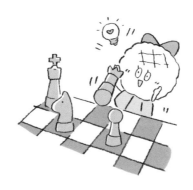

編み物が脳に効く

　編み物などの手芸にはリラックス効果があり、脳の健康を促進します。『リラクセーション反応』（星和書店）の著者ハーバート・ベンソン医学博士は、編み物のリズミカルな反復動作により脳が瞑想状態になると言います。編み物は集中力を必要としますが、最初の学習段階を過ぎてしまえば、ストレスは生まれません。

　この種のリラックスした集中力は脳に絶大な効果をもたらします。編み物や同様の手芸は、脳内のストレスホルモン、コルチゾールを減らしてくれるのです。

　また、編み物の最中はネガティブな思考が減り、憂うつな考えに集中しづらくなるので、気分を改善する効果があるとも言われています。同様に、不安に感じていることから気をまぎらわせる効果も期待されます。

　科学雑誌ジャーナル・オブ・ニューロサイカイアトリー・アンド・クリニカル・ニューロサイエンス誌に掲載された最近の研究では、編み物をする高齢者は、新聞や雑誌を読む高齢者と比べて、記憶障害や認知障害を発症しづらい傾向が認められました。ある研究者の推測するところでは、編み物により新たな神経回路が刺激され、認知機能の衰えが予防される可能性があるようです。

　また、編み物には脳のすべての部位が使われるため、パーキンソン病などの患者への治療効果を期待する研究もあります。脳のすべての部位が同時に活動することで、脳機能の向上が見込めるからです。編み物は創造力と記憶力も刺激する可能性があります。

不安なときは、
カモミールでほっと一息

　気持ちを落ち着けてくれる1杯のカモミール・ティー。多くの人がリラックスするためにカモミールの効果を利用しています。

　最近の研究では全般性不安障害のある人に対して、カモミールが不安を軽減する効果があることが示されています。

　カモミール・ティーを飲むと身体が温まり気持ちが落ち着いてよく眠れるので、最高の万能薬かもしれませんね。

　カモミールが脳のストレスホルモンを減らすという研究や、発作を抑制するという研究もあります。

　日中は気持ちを落ち着かせるために、夜はより良い睡眠を得るために、カップ1、2杯のカモミール・ティーを飲みましょう。

　一般的にカモミールは安全な部類のハーブですが、ブタクサ花粉のアレルギーがある人や、以前にアナフィラキシー性ショックの経験のある人はカモミールの摂取を控えてください。

脳にいいこと
126

自己催眠で脳と心を
リフレッシュ

　立派な大人にアヒルの鳴きまねをさせるばかりが催眠ではありません。催眠はストレスを軽減し、認知機能を向上させるのにも役立ちます。催眠は基本的には瞑想の一種で、脳内をシータ波で満たし、レム睡眠に匹敵するリラックス状態をつくりだすのです。

　睡眠サイクルのうち、夢を見ている状態はレム睡眠で、身体の健康を保つのに必須です。この状態になると身体がリラックスし、創造性が増して頭がよりクリアになり、認識能力が向上すると言われています。催眠状態になるには誰かに催眠をかけてもらったり、ガイド音声に従って催眠をかけるプログラムを利用したりするほか、簡単なステップで自己催眠をかけることもできます。

　最初に、ひとりきりになれる静かな場所を見つけてください。衣服をゆるめ、楽な姿勢で、心地よい状態をつくります。眠るわけではないので、横たわるよりは座っているほうがいいでしょう。何かのイメージ（陽が沈む風景やろうそくの火など）に意識を集中させ、深く息を吸います。

　次に、「さあ、身体がゆるんで、心が静まる」など自分自身に宣言します。イメージと深い呼吸に集中しながら、この言葉をくり返してください。数回くり返した後、言葉を発するのはやめて、イメージと呼吸に集中します。

　この状態を10〜15分間（あるいは好きなだけ）続けたら、現実世界に戻るために、「よし、目が覚めた。リフレッシュして、心の準備完了」と言います。最後に、ストレッチや前屈などで簡単に身体を動かして、通常の覚醒状態に戻りましょう。

脳にいいこと
127

カロテノイドで
脳を研ぎ澄ます

　緑の葉物野菜に加え、ニンジンやカボチャなど、オレンジや黄色の食品の色素であるカロテノイドは、家庭菜園に彩りを添えるだけではありません。脳を研ぎ澄ます栄養源でもあるのです。抗酸化作用により、心臓疾患やある種のがんから身体を守るだけでなく、脳機能も高めてくれます。

　ある研究では、特定の種類のカロテノイドが不足している人は、頭脳の機敏さや記憶力、認識力を測る頭脳テストでかんばしくない結果を残しました。

　カロテノイドのひとつ、ルテインが目の健康に重要であることは知られていますが、近年の研究で脳の健康にも重要であることがわかってきました。ルテインは人体に摂取されるカロテノイドのわずか12%ですが、脳内のカロテノイドの60%をルテインが占めています。つまり、ルテインは脳にとってお気に入りのカロテノイドなのです。

　事実、脳内のルテイン不足と認知機能の衰えを関連づける研究もあります。また、カロテノイドの摂取がアルツハイマー病の進行を遅らせる可能性も指摘されています。人間の身体はカロテノイドをつくりだすことができないので、食品から摂取する必要があります。

　ニンジン、カボチャ、緑の葉物野菜などはカロテノイドを豊富に含みます。これらの食品は調理して細胞壁を壊したほうがカロテノイドを吸収しやすいのです。スープや炒め物にして活用しましょう。

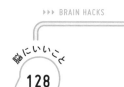

脳は賢い人との 会話を喜ぶ

　脳を刺激するために、知性が刺激される会話をするというのもひとつの方法です。

　新しい思想や概念を理解しようとすると、脳が目覚め、注意力が増します。思考を刺激してくれる賢い人たちに囲まれていると認知力や記憶力が向上します。

　友人との議論はただの社交ではありません（もちろん社会的交流も脳に良いのですが）。議論の場では、アイデア同士の論理的なつながりを臨機応変に見つける必要があり、そのようなプレッシャーのもとで頭脳を使うと脳細胞に大きな刺激を与えるのです。新しい知識を増やすことも脳活の一種です。

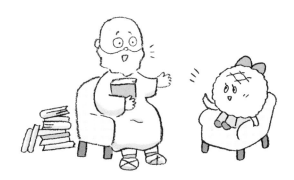

脳にいいこと
129

脳を劣化から守る
フラボノイド

　フラボノイドは、植物が生産するポリフェノールの一種です。代表的なものとして、茶カテキン、大豆イソフラボン、ブルーベリーや紫キャベツに含まれるアントシアニンなどがあります。

　フラボノイドが心臓疾患や血栓の予防につながることは長い間知られてきましたが、近年の研究では、フラボノイドが神経毒から脳を守るので脳の健康にも良いとされています。

　ある研究ではフラボノイドが記憶力や学習力など認知機能全般を助けることがわかりました。また、記憶をつかさどる脳の部位、海馬の細胞発達を促すとする研究もあります。

　さらに、フラボノイドの抗酸化作用には、認知症やアルツハイマー病、パーキンソン病など加齢による脳変性から脳を守るはたらきがあるとも言われています。これらの脳疾患の発症には、脳卒中による脳の損傷に加えて、神経細胞を破壊する神経炎症も原因であると考えられていますが、フラボノイドにはそれらの神経炎症をおさえ、細胞死から脳を守る効果が期待されているのです。

　近年の研究では、フラボノイドが、ニューロン間の情報伝達や細胞の発達を支え、神経細胞が変化に適応すること（「シナプス可塑性」）を助ける役割があるとしています。

　長期間に及ぶ研究の結果、フラボノイドを摂取した健康な人々は認知テストでより良い結果を出し、さらにその効果は累積的であることがわかりました。

つまり、長い間フラボノイドを摂取した被験者とそうでない被験者では、テスト結果に大きな差が出たのです。

　フラボノイドは血流を改善するため、脳にも間接的に影響します。たとえば、動脈硬化のような心血管障害は脳卒中につながる可能性がありますが、血流が良くなるとそのリスクが減るのです。血液循環が良くなると、より多くの栄養が脳へ運ばれます。

　最新の研究では、柑橘類（かんきつ）に含まれるフラボノイドが血液脳関門を突破しやすいと言われていますので、オレンジやライムを常備しましょう。他にフラボノイドを含む食品には、リンゴ、クランベリー、ブドウジュース、ケール、玉ねぎ、赤ワインなどがあります。

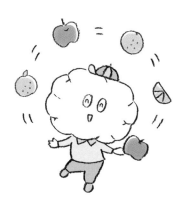

脳にいいこと
130

太りすぎは
認知症につながる!?

　米国の健康維持機構のひとつ、カイザーパーマネンテの研究によると、内臓脂肪が過剰な中高年成人の患者は、70〜80代になったときに認知症を発症した人が、内臓脂肪の少ない人に比べて3倍多かったそうです。

　内臓脂肪は、腹腔の奥深くの内臓器官のまわりに蓄積しやすく、内臓脂肪から放出される毒素がアテローム性動脈硬化やアルツハイマー病患者によく見られる動脈の硬化・狭窄を引き起こす可能性があると指摘されています。

　これらのリスクを減らすために、ウェイトトレーニングと（腹筋だけでなく）全身の有酸素運動を組み合わせること、食事は脂質をおさえ、砂糖は最小限にすることが推奨されています。

　乳製品の摂取と十分な睡眠が内臓脂肪の減少に効果があるという最近の研究もあります。

　なお、日本の厚生労働省が設定する「特定保健指導」の対象となる腹囲の基準値は、男性85cm以上、女性90cm以上です。

植物を脳の味方に

フリーラジカルの一種である活性酸素種（ROS）は、パーキンソン病やアルツハイマー病など脳変性疾患の原因のひとつであると考えられています。ROS は脳細胞に悪い影響を与えて破壊してしまうのです。

植物由来のフェノール成分は抗酸化物質です。フェノール成分などの抗酸化物質が豊富な食品は、ROS を含むフリーラジカルを減少させ、これらの病気を予防したり進行を遅らせたりする効果が期待されます。

いくつかの疫学研究やメタ分析でも、長期間にわたってフェノール成分を豊富に含む食事をとると脳変性疾患の予防につながる可能性があると指摘されています。

また、がんや心血管疾患の予防になるとも考えられています。フェノール成分は食事から摂取できます。果物や野菜、穀物をたくさん食べ、緑茶や紅茶を飲みましょう。

脳にいいこと

132

サプリの使用は
医師に相談してから!

　脳活をするうえで最も避けたいのは、医薬品やサプリメントの併用により予期せぬ相互作用が起こることです。

　医薬品のなかには、記憶力を阻害し、認知症と似た症状を引き起こすものがあります。単体での使用は問題がないけれど、他の医薬品やサプリメント、特定の食品との併用で問題が起こるものもあります。特に、心臓の薬や不眠症の治療薬、ステロイド、鎮痛剤などは認知力に影響を及ぼすおそれがあるのです。

　主治医や薬剤師に相談し、服用している薬が脳に影響を及ぼす可能性がないかを確認してみましょう。場合によっては、薬を変えたり服用方法を変えたりすることで、脳への影響が大きく変わる可能性もあります。

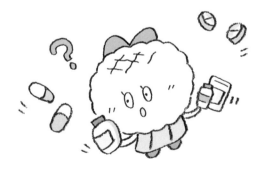

133

長い休憩1回より
短い休憩を複数回

大きなプロジェクトが目前に迫っているとき、仕事をちょっと中断して、コーヒーを取りに席を立ちたくなりますよね。

実は、ひとつのことだけに集中していると、後で逆効果になることが研究でわかっています。子どもが学校で休み時間が必要なように、大人も職場で時々休憩をとる必要があるのです。

イリノイ大学アーバナ・シャンペーン校の最近の研究では、短い休憩をとることで、集中力が向上することがわかりました。

同じことを何度もくり返していると脳は徐々に集中力を失うそうです（時計の秒針が動く音を無視するようになるのと同じ原理です）。数分間、別のことを考えると、本来の仕事に戻ったときにより集中できるようになります。その研究では、短い休憩をはさみながら長いタスクを終えた被験者は、50分間、パフォーマンスの低下が見られませんでしたが、休憩をとらなかった被験者は時間が経つにつれてパフォーマンスが低下しました。

複数のタスクの間を何度も行ったり来たりするマルチタスクとは異なり、意図的に休憩をとることで脳がリフレッシュできるのです。とはいえ、休憩するときは、本来の仕事と似たような活動は避けること（読書中の休憩に、ブログを読むなど）。

職場内を軽く歩きまわったり、同僚と会話したりして、本来の仕事とは別のことを行うとスムーズに元の仕事に戻れるでしょう。

神経毒には
神経をとがらせて

人間の体内のすべての機能は、有毒物質（たとえば、人工甘味料や鉛含有塗料、水銀、殺虫剤）など環境中に排出される物質の害を受けやすくなっています。もちろん、脳も有毒物質から大きな影響を受けます。

脳が有毒物質に弱い理由

1. 加齢に伴って神経細胞の喪失やその他の神経系の変化が起こるので、同時に中毒性障害も起こる可能性がある
2. 多くの神経毒性物質は血液脳関門を容易に突破し、脳の繊細な部位にダメージを与える
3. 有毒物質はしばしば、神経系の繊細な電位バランスに干渉し、体内の正常な情報伝達をさまたげる

脳を守るために、日頃から人工甘味料や鉛含有塗料、水銀、殺虫剤などを避けましょう。

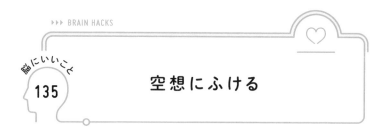

脳にいいこと

135

空想にふける

真の休息を得るために、精神を解き放ちましょう。ここでおすすめする方法は正式な瞑想とは異なります。

まずは1時間ほど、誰にも邪魔されずにひとりきりになれるときを見つけ、ゆったりと座るか、横になりましょう。照明は暗めにするか消灯し、外部の雑音が聞こえないようにします。

目を閉じて周囲の静寂を感じてください。マントラ（お経）を唱える瞑想ではありませんので、ひとつの考えに集中しないように。

心地のよい呼吸をくり返します。リラックスできるよう、深くゆっくりとした呼吸を心がけてもかまいませんが、意識しすぎないようにしましょう。

呼吸をくり返しながら、空想の赴くままにまかせます。あなたの思考は、野原に放たれた子犬のように自由に駆け巡るでしょう。自分の思考を追いかけて、興味の対象を観察してもかまいませんが、決して批評しないこと。その空想を特定の方向へ強引に導こうとしてもいけません。流れにまかせることが重要です。

多くの瞑想では、思考に首輪をつけて操ろうとします——大きな獲物を捕らえるための囮（おとり）として、ヤギをロープで縛るように。

ここではそのようなことはしません。思考が自由にあちらこちらをさまよって好きなように遊べば、真の休息が訪れるのです。

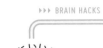

静寂が脳を休ませる

最近の研究によると、大きな音に長期間さらされていると言語処理能力が影響を受けてしまうそうです。つまり、騒音被害は聴力だけでなく脳にも及ぶのです！

歳をとると学習や記憶が難しくなるのは、騒音の脳への影響が蓄積されることが原因であると考えられます。高齢者の脳は聞こえるものすべてを取り入れてしまい、音楽や会話などの不必要な刺激を取り除くことが難しくなるのです。

また、騒音に敏感な人は大きな音に気分を害されたり、睡眠障害や認識力の低下に悩まされたりするかもしれません。

騒音に特に敏感な人もそうでない人も、少しの静寂で心が落ち着くので試してみてください。「少し」とはどれくらいかって？

最近の研究では、「たった2分間の静寂」で身体がリラックスし、健康に大きく寄与することが指摘されています。ラットを使った別の研究では毎日2時間静かな時間をもつと、（ラットの）脳の記憶中枢である海馬の細胞数が増えました。

静けさには癒し効果だけでなく、活力を与える効果もあります。毎日、おだやかに静寂を味わう時間を見つけ、心身を充電しましょう。

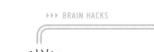

脳にいいこと

137

音読は脳にオトク!

　記憶力を高める方法のひとつに、「声に出す」というものがあります。

　ある研究によると、リストに書かれたものを暗記するとき、声に出して読み上げた被験者は声に出さずに読んだ被験者よりも、優れた暗記力を発揮しました。

　モントリオール大学の研究でも同様の結果が得られましたが、さらに、他者に話しかけることで暗記力が向上することもわかりました。

　口の動きや発声などさまざまな側面から情報に触れることで情報の暗記につながるとされています。つまり、複数の感覚を使うことで、脳が情報を記憶したり思い出したりすることを助けるのです。

　試験勉強をしているときや買い物リストに書かれた商品を覚えたいときは、音読してみてください。

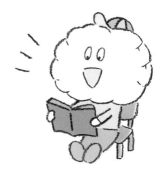

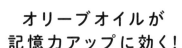

脳にいいこと

138

オリーブオイルが
記憶力アップに効く！

　古くから地中海の食生活では欠かせない食品のひとつ、オリーブ（オイルや実）には一価不飽和脂肪酸が豊富に含まれ、血液中の悪玉コレステロールを減らすはたらきがあります。その結果、脳卒中のリスクも減らす効果が期待されているのです。

　2017年のテンプル大学の研究で、エクストラバージンオリーブオイルの摂取により、アルツハイマー病の特徴である老人斑（加齢に伴って脳に見られるタンパク質の沈着）と神経原線維変化（微小管結合タンパク質のひとつであるタウタンパクが細胞質中で線維化し沈着したもの）の発現をおさえられることがわかりました。その研究では、オリーブオイルが記憶力と学習力を向上させることも示されました。

　多くの栄養学者が食事の脂質にはオリーブオイルを用いることをすすめています。
　また、オリーブの実やオリーブオイルにはポリフェノールが含まれており、脳内で酸化を促すフリーラジカルを減らすはたらきもあります。つまり、毎日オリーブを食べると脳機能が向上し、記憶力が良くなるというわけです。

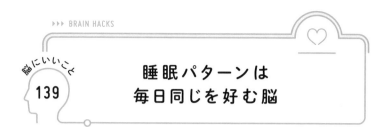

睡眠パターンは
毎日同じを好む脳

頭も身体も眠っている間にメンテナンスされ、回復します。睡眠中、脳は余分なものを取り除き、新しい回路をつくり、新たな記憶を形成し（だから眠る直前に勉強すると、その内容をよく覚えていられます）、精神状態を健全に保ってくれるのです。

十分な睡眠をとることは身の安全にもつながります。睡眠不足は事故や間違いを誘発しがちです。また、疲れていると衝突を避けなければいけないときやテストを受けているときなどに、物事に迅速に効果的に対応することが難しくなります。

疲労が長引くと、身体も頭も適切に機能することができず、免疫システムが弱まり、身体・頭脳・精神面のすべての機能が疲弊してしまうのです。

本物の深い眠りはさまざまな点で変革をもたらします。睡眠により、脳は新しい情報をつかみ取り、創造的なひらめきを生み出します。昼寝から目覚めた瞬間に「そうだ！」とアイデアがひらめくのもよくあること。つまり、十分な睡眠は脳に良いのです！

まずは毎晩7〜9時間、ぐっすり眠りましょう。そして、決まった時間に眠りについて、いつも同じ時間に目覚めるようにしてください。

身体、特に脳は、規則的な生活を好みます。週末に夜更かしして月曜の朝起きられない人や、夜更かしした翌日の夕方に居眠りしてしまう人は、睡眠パターンを整えて規則正しい生活を送りましょう。

脳にいいこと
140

ヘルメットを忘らない

　日本ではヘルメットをかぶらずに自転車に乗っている大人が多いですが、非常に危険な行為です。転倒して頭を打ち意識を失うと、見た目ではわからなくても脳が傷ついて出血している可能性があります。頭部の損傷により1時間以上意識を失うと、そのような経験のない人に比べてアルツハイマー病の発症リスクが2倍にのぼることがわかっています。

　外傷による出血が止まって腫れがひいた後も傷痕が細胞組織に残り、将来アルツハイマー病を発症する可能性があるのです。

　幸いにも、身近な製品が私たちの脳を守ってくれます。ヘルメットをかぶりましょう。バイクだけでなく、スケートボードや自転車に乗るとき、ロッククライミングやスキーやスノーボードなど転倒のおそれのあるスポーツをするときは必ずヘルメットを着用してください。

　近年の研究で、自転車に乗るときにヘルメットを着用すると、そうでない場合に比べて重度の外傷性脳損傷を受けるリスクは52%下がり、死亡リスクは44%低下することがわかりました。

　自転車に乗るのがオリンピックの金メダリスト級に上手いと自負していても、事故は簡単に起こるもの。ヘルメットを着用して脳を守りましょう。

空腹具合を
コントロールする

食べすぎると肥満になり、脳卒中やその他の病気を発症するリスクが高まることはよく知られています。食べる量を減らすとパーキンソン病など神経系疾患のリスクが軽減されるという研究結果もあります。

食べすぎを避ける方法のひとつとして、空腹度に点数をつけてみませんか？

食べる前に、どれくらいおなかがすいているかを考えてみて、0点から10点の間で点数をつけてください。空腹に点数をつけることでどれくらい食べるべきかを意識的に決めるのです。

おなかがとてもすいているときは、通常の1人前サイズを食べましょう。空腹度が0点に近いときは、軽食程度の量が最適でしょう。

自分の空腹具合を自覚することで、無意識のうちに食べすぎてしまうことをふせげます。

脳にいいこと
142

クレアチンを脳にもおくれ

　クレアチンは身体中の細胞にエネルギーを補給するために体内で自然に合成される物質です。体内のクレアチンの約95％は骨格筋に存在します。成人（体重70kg）で1日約2gのクレアチンが必要ですが、その半分は肝臓で合成されます。

　クレアチンは1日を通して脳に十分なエネルギーを補給するうえで重要な役割を果たしています。

　また、クレアチンの効果を測る試験では、作業記憶（リストの単語を覚える）と処理速度を測る知的課題（ライトが光ったらすぐにボタンを押す）の両方で著しい向上が見られました。

　生肉、生魚には500gあたり約3gのクレアチンが含まれます。ただし、加熱すると破壊されるため、実質摂取量は60〜80％になります。

　バランスの良い食事を心がけていれば問題ありませんが、菜食主義の人はクレアチンが不足気味になってしまうため、注意が必要です。

脳にいいこと
143

人に教えると脳も喜ぶ

脳を活性化するために、何かの教室を開いてみるのはいかがでしょう？ 自分の生きた知恵を共有する喜びに加え、本を読んで予習し、講義をするという教育活動により認知機能が強化されます。

人に教えるということは新しい知識を学ぶことでもあります（ローマの哲学者セネカも「人は教えることによって学ぶ」と言っています）。さらに、人に教えることで、社会交流の場や目的意識をも得られます。

誰もが何かしらの達人ですから、自分の得意なことを選び、地域の生涯学習プログラムを探してみたり、小さな教室を開いたりしてみてください。あなたの知識が世界を変えるかもしれません。教えるための資格は必要ありません。必要なのは経験だけです。

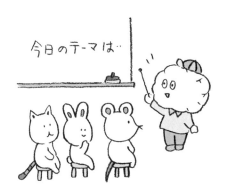

カリウム摂取で
塩分過多を調整

　マギル大学の最近の研究によると、ナトリウムは脳内の主要な神経伝達物質受容体のオンとオフを切り替えるスイッチのはたらきをします。体内のナトリウム量が増えると、てんかんや神経障害痛などの病気に重大な影響を及ぼすのです。

　ナトリウムは（少量なら）私たちの身体に必須の栄養素です。ナトリウムが体内の水分バランスを調節し、血液中の水分量を増やします。血液中の水分量が増えると血液量が増え、その結果、血圧の上昇をまねきます。

　高血圧になると心臓に負担がかかるとともに、血液の圧力により腎臓や脳、目などの器官も傷つけられてしまうのです。

　そもそも、人体は多くのナトリウムを必要としません。ナトリウム（食塩相当量）の1日あたりの摂取目標量は成人男性7.5g未満、女性6.5g未満です（日本人の食事摂取基準（2020年版）より）。

　実は、私たちが摂取するナトリウムの多くは食べ物の味付けに使う塩ではありません。市販されている加工食品にすでに多くの塩が含まれているのです。ナトリウムの摂取を控えるためには食品ラベルをよく読むことが大切です。

　ですが、ナトリウムの過剰摂取をふせぐ方法があります。カリウムの摂取量を増やすことで、血圧を安定させ、ナトリウムの過剰摂取による悪影響をやわらげることができるのです。

カリウムを豊富に含む食品

- バナナ
- ヨーグルト
- ほうれん草、トマト
- サツマイモ、ジャガイモなど

　毎日の食事でカリウムを摂って、高血圧をふせぎましょう。

記憶力とIQの鍛え方

　知的能力を維持して鍛えるためには「練習あるのみ」という研究結果が出ています。

　ある研究では、被験者がランダムな順番で読み上げられる単語を聞いた後、それらの単語をいくつ覚えているかを測りました。最初は、被験者グループのなかの年長メンバーは若いメンバーより思い出せる単語数が少ない結果が出ました。しかし、単語を脈絡なく覚えるのでなく、意味のあるグループに分類して覚える、といった暗記のコツを教える記憶力トレーニングを数回実施しただけで、年長の被験者が暗記した単語数は3倍になったのです。

　別の研究では、暗記トレーニングを受けた子どもは、トレーニングと関係しない認知機能も向上し、IQテストの得点が8％上昇したと報告されています。

　記憶力の良い人の記憶中枢は、視覚や空間を認識する部位と活発に情報伝達を行う傾向があります。そのような人たちの脳は他の人より大きいわけではなく、より効率的に情報伝達を行っているのです。暗記したいものを視覚化する記憶力トレーニングによっても同じ効果が得られます。

　たとえばトランプのカードを記憶したいなら、宮殿へ入っていくところを想い描いてください。玄関ホールにはダイヤモンドのシャンデリアがひとつあり、4つの飾りふさのついたハート形の敷物の上に、クラブチェアが3つ並んでいる……というように。思い出すときはその空想の宮殿を歩き、ダイヤの1（エース）、ハートの4、クラブの3……と思い出しましょう。

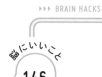

暗算は究極の脳トレ

暗算をして数学能力を鍛えることは脳の活性化につながります。

たとえば計算機を使わずに家計簿をつけてみてください。買い物のときに消費税を頭のなかで計算するのもいいでしょう。食料品店で1gあたりの値段を計算したり、会計時にお釣りがいくらになるかを暗算で予想したりすることもできます。

このようにして日常生活のなかで計算する機会を増やしてください。テクノロジーに頼りすぎると数学能力が鈍ります。計算機アプリは使わずに自分の脳を使いましょう。もっと脳を鍛えたい人には、高等数学や化学の学び直しがおすすめです。

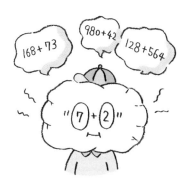

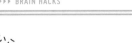

脳にいいこと
147

大豆でふせごう、脳卒中！

　専門家によると、大豆タンパク質は、血中のコレステロール値を下げ、血栓と血小板の凝集（どちらも心臓発作や脳卒中のリスクを高めます）をふせぎ、動脈の弾力性を向上させて血流を改善する効果があります。しかも、LDL（悪玉）コレステロールの酸化をふせいでプラーク形成のリスクを下げるはたらきもあるのです。これらの効果はすべて、大豆の摂取が脳卒中のリスクの軽減につながることを示しており、脳にとって朗報でしょう。

大豆タンパク質を効率的に摂取できる食品

- 味噌
- 木綿豆腐
- 絹ごし豆腐
- 豆乳
- 大豆プロテイン
- 大豆由来の代替肉ソイミートなど

　もし、大豆摂取によるエストロゲンの増加や男性の生殖機能障害、乳がんリスクの増加を心配しているならご安心を。最新の研究では乳がん患者でさえ大豆は安全で効果があることが示されています。それでも心配なら、「何事もほどほどに」の合言葉を思い出してください。

ダークチョコは
ヘルシースイーツ

　米国化学会が発行するジャーナル・オブ・アグリカルチュラル・アンド・フード・ケミストリー誌に掲載された研究によると、ココアパウダーには赤ワインの約２倍、緑茶の３倍もの抗酸化物質が含まれているそうです。食品の抗酸化能力を評価するための基準として、ORAC（Oxygen Radical Absorbance Capacity：活性酸素吸収能力）と呼ばれるスコアが使用されています。

　米国農務省と米国化学会の研究結果によると、ダークチョコレートは野菜や果物のなかで最も高い抗酸化能力をもっています。ダークチョコレートのスコアは13120で、次点のミルクチョコレートが6740、３位のプルーンが5770という結果でした。

　ダークチョコレートには高血圧症の人の血圧を下げる効果が期待でき、LDL（悪玉）コレステロール値を10％下げたという研究結果もあります。毎日の食生活にダークチョコレートを取り入れると、フリーラジカルによる動脈の損傷をふせぐことで心臓を守れる可能性があるのです。

　また、脳卒中や心臓発作を引き起こす血小板の凝集を抑止する効果も期待されます。カカオに含まれるフラボノイドが血管を弛緩させ、炎症を引き起こす酵素を阻害する可能性も指摘されています。

栄養素の宝庫
アボカドを味わう

森のバターとも言われるアボカドは脳を活性化させる栄養素の宝庫です。もちろん、全身の健康に良いことは言うまでもありません。

オレイン酸と呼ばれる一価不飽和脂肪酸を含み、コレステロール値を下げ、心臓疾患や動脈硬化をふせぐはたらきがあるとされています。これは脳卒中のリスクを軽減することを意味しますので、脳にも良いということです。

また、アボカドにはマグネシウムとカリウムも豊富に含まれますが、これらは血圧を安定させ、脳卒中や心臓疾患などの循環器疾患を予防する役割を果たします。

さらに、カップ1杯分のアボカドには1日に必要な葉酸量の23%が含まれます。葉酸は一価不飽和脂肪酸とカリウムと一緒に摂取すると、心臓血管疾患や脳卒中のリスクを下げてくれるのです。

アボカドのマグネシウム含有量は人気の果物20種にも勝ります。でんぷんは含まず、糖質も非常に少ないのに、役に立つ栄養素の宝庫なのです。

ただし、アボカドは1個あたり約250〜300キロカロリーもあり、脂質35g、一価不飽和脂肪酸8.5gを含みます。最良の効果を得るためには、くれぐれも食べすぎには注意してください。

脳にいいこと
150

人との絆に
心も脳も感動する

　人生のパートナーを見つけ、互いに実りある親密な関係を築くと、脳は「愛情ホルモン（絆ホルモン）」としても知られる、オキシトシンというホルモンを放出します。オキシトシンは、信頼や共感といった社会的行動と関連があり、オキシトシンが増えると記憶力が高まり、ストレスが軽減され、ストレス起因の認知障害が改善します。

　また、オキシトシンは向社会的行動（他の人や集団のためになるよう自発的に行う行動）にも影響を与えると言われています。つまり、協調性や他者への思いやりが高まるのです。

　女性はオキシトシン値が高く、ひとりのパートナーと関係を築きやすくなっているようです。新生児との絆を深めるのにもオキシトシンが役立ちます。男性はオーガズムを感じたときにオキシトシンが5倍に増加します。ですので、誰かと絆を深め（そしてセックスをして）脳を最高の状態に保ちましょう！

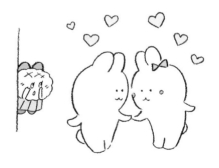

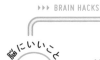

脳にいいこと
151

夢中になれる趣味をもつ

趣味をもつことで頭脳が刺激され、加齢に伴うアルツハイマー病や認知症を回避できることが指摘されています。

あなたもこれまでの人生のなかで、何か夢中になったものがあるでしょう。サイクリング、絵を描くこと、スクラップブックづくり、ジグソーパズル……何でもかまいません。あなたの脳の創造性を夢中にさせるもの、それが趣味の土台となるのです。

趣味は脳のさまざまな部位の間で神経連絡回路をつくるのに役立ちます。

たとえば、子どもの頃に楽器を習うと算数の能力が向上することが証明されています。「スクラブル」（手元の文字を組み合わせて英単語をつくるボードゲーム）で友達に勝つために新しい単語を覚えると、言語中枢で脳細胞がつくられます。

自分が本当に熱中できるものを思い出し、それを趣味にしましょう。

雑学王に！ 俺はなる!!

　雑学クイズは、どれだけ自分の記憶を呼び起こすことができるかを確かめるすばらしい方法です。

　答えを探して脳のすみずみまで埃（ほこり）を払い、記憶の書庫にあるファイルを次々とめくっていると、シナプス（神経細胞間のつなぎ目）に火がつくのです。

　雑学クイズの本を買ってきて、答えをすべて確かめた後でどれくらい覚えているか試してみるだけでも十分です。何度もくり返しやってみて、自分の記憶力の進化を確かめてみましょう。

　最近の研究では、雑学クイズは記憶力トレーニングになるだけでなく、勝ったときに放出されるドーパミン（やる気ホルモンとも言われる、意欲や幸福感に関わる神経伝達物質）にこそ、真の利点があると指摘されています。

　この場合、ギャンブルのようなマイナスの副作用もありません。クイズを１、２回やると、気分が上向き、ポジティブな気持ちになれるでしょう。

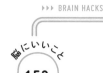

ラベンダー湯で
脳の緊張をほぐす

ストレスだらけの1日の終わりを想像してみてください。胃が締めつけられ、全身くたくた。頭はオーバーヒートしたエンジンのように、まだフル回転を続けている……。過剰にストレスを受けた状態です。

前述のとおり、ストレスは脳の健康に——実際には身体全体の健康に非常に悪いのです。そんなときは、ラベンダーの香りのするお風呂に浸かると、脳の緊張がほぐれてリラックスできます。

ある研究では、ラベンダーの香りをかいだ被験者は心拍数と血圧が下がり、よりリラックスした状態になったそうです。気分を高揚させる効果も報告されています。

また、ラベンダーには睡眠を促進する効果もあります。ラベンダーオイルをお風呂のお湯や寝具の枕にたらすと、リラックス効果を得られるでしょう。

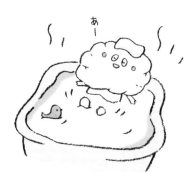

ペットとともに
ストレス発散

　どんなに大変な1日も、あなたを見て喜びのあまりしっぽが見えなくなるほど振り続ける子犬にはかないませんね。

　私たちの生活でペットが果たす役割については多くの研究がありますが、一貫した結論として、ストレス軽減効果が指摘されています。

　犬でも猫でもハムスターでもカナリアでも、ただなでるだけでも一緒に遊んでも、鎮静作用のある脳内物質が放出されてリラックスできるのです。同様に、水族館で魚を見ても心が落ち着きます。

　小動物による鎮静効果はとてもよく効くので、多くの医師が治療の一環としてペットと遊ぶことを、職場や家庭で多くのストレスにさらされている患者にすすめています。

　職場で大変な1日を過ごした後は、元気な子猫に毛糸玉を投げてやって15分間ほど一緒に遊びましょう。猫だけでなく、あなたの脳もストレスを発散できるのです。

　ペット（種類は問いません）との時間を楽しみましょう。話しかけて、なでたり、耳の後ろを掻いてやったり。飼い主とペットとの絆を十分に味わい、不安が溶けてなくなるのを感じましょう。

最小の負担で最大の効果を
上げる太極拳

太極拳は古代中国の武術ですが、実際には戦闘術というよりも身体の動きに集中するエクササイズです。

太極拳では「気」の流れに沿い、特別な呼吸法に合わせてゆっくりと身体を動かします。関節に負担をかけず、個人に合った身体の動きをするので、身体に障害のある人や高齢者、スポーツジムのキックボクシングのクラスにはついていけない人にも最適なエクササイズです。

近年、サウスフロリダ大学と上海の復旦大学の研究者が、1週間に3回太極拳を実践する人々について調べました。その結果、太極拳をする人は、しない人に比べて脳のサイズが大きいことがわかりました。さらに、太極拳をする人は記憶力と学習力のテストでも好成績を出しました。

太極拳は不安症やうつ病などの気分障害、関節炎や高血圧症などの慢性疾患にも効果があると言われています。

そのうえ、身体のバランスを整え、柔軟性を高めるトレーニングになり、リラクゼーション効果も得られます。複雑な身体の動きを覚える必要があるため、脳も柔軟な思考ができるようになるのです。

太極拳は身体への負担は小さく、脳への効果は絶大なのです。

あえて難しいほうを選ぼう

歳をとると、複雑な議論を理解したり、数学の問題を解いたり、視空間認知力（目から入った視覚の情報を処理し、空間の全体的なイメージをつかむための機能）が必要なパズルを解いたりするのが難しくなります。

このような認知機能の低下は早期認知症の場合もありますが、たいていはただ単に頭脳が不活性であることの結果です。つまり、上記のような経験がある人は、脳の特定の部位を動かしていないのです。

鋭敏な頭脳を維持するためには、プロのアスリートになるためのトレーニングと同様、がむしゃらに努力する必要があります。将来的な影響が重大なので、生半可な心持ちではいけません。

重要なのは訓練し、くり返し練習すること。脳を筋肉とみなして定期的に脳の筋トレを行うのです。

ありきたりなミステリー小説を読むのではなく、もっと複雑な哲学書を読む。GPSナビでなく、地図を使う。パソコンの様子がおかしかったら専門家に修理してもらう前に自分で解決してみる。

脳が筋肉痛で悲鳴をあげるかもしれませんが、後で必ず効果があらわれますよ。

脳にいいこと
157

抗酸化物質セレンと
ともにあらんことを

セレン（セレニウム）は単体でも非常に強力な抗酸化物質ですが、ビタミンEの抗酸化能力を高めるはたらきもします。

脂質の酸化をさまたげるので脳に良い影響を与えてくれます。というのも、酸化の副産物としてつくられるフリーラジカルが脳に有害だからです。

脳の半分以上は脂質でできているので、その酸化をふせぐことは、加齢による脳の悪化を遅らせ、認知機能を守ることにつながります。つまり、セレンはあなたの脳の大親友になるべき物質なのです。

また、セレンが免疫システムにも良い影響を与え、全身の血液循環を向上させるという研究もあります。

セレンの量は年齢とともに減少するため、高齢者はセレンを豊富に含む食品を摂るといいでしょう。推奨摂取量は1日あたり成人男性$30\mu g$、成人女性$25\mu g$とされており、耐容上限量は成人男性$450\mu g$、成人女性$350\mu g$です（日本人の食事摂取基準（2020年版）より）。

セレンを豊富に含む食品

- 魚介類（カツオ、サバ、ウニ、ホタテ、たらこなど）
- その他（ねぎ、卵黄、全粒穀物など）

究極のブレインスポーツ「卓球」

『元気な脳をとりもどす』の著者、ダニエル・G・エイメン医学博士は大の卓球ファンで、卓球を「世界一のブレインスポーツ」と呼んでいます。

エイメン博士によると、卓球は「下半身と上半身の両方を使う激しい有酸素運動であり、視覚と手指の連動能力と反射神経が鍛えられる。さらにボールを追い、コースの戦略を立て、ボールの回転を予測するために脳のさまざまな部位がフル活用される。いわば、有酸素チェス」だそうです。

また、卓球は世界で2番目に人気が高い団体スポーツで、オリンピック競技としても多くの注目を集めています。

ラケットを片手に、究極のブレインスポーツを試してみてはいかがでしょう？

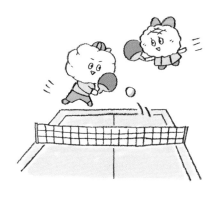

読書で脳をフル回転

どんなものでも読むことは脳に良いのですが、小説を読むことはとりわけ脳に効くようです。

エモリー大学の神経科学者の最近の研究で、小説を読むことで脳内の連絡が促進され、脳の健康に良いということがわかりました。

読みごたえのある作品にできるだけたくさん挑んでみましょう。流行りの話題作も面白いでしょうが、読みごたえで言えば、小学校の国語の教科書とあまり変わらないのではないでしょうか。

いつかは挑戦しようと思っていた文学作品や、興味があるけれど馴染みのない話題についてのノンフィクション作品を読んで、脳の筋トレに励みましょう。

知識を思い出したり、新たに記憶したりして脳をフル回転させながら、じっくり読むのです。

新しい情報に親しむために友人と話し合ったり読書会に参加したりするのもおすすめです。

読書会とは、集団で読書したり、読書に関するコミュニケーションを行ったりするイベントやグループのこと。読書会への参加は脳への効果が高いとされ、注目されています。

第一に、多くの読書会は、課題図書として読みごたえのある本を選び、読み終えるべき締め切り日を決めています。読書会の当日には、みんなで本の構成やテーマ、特徴、構想などについて分析しま

す。このような分析にはあまり馴染みがないかもしれませんが、あなたの読書体験をもっと面白く、やりがいのあるものに変えてくれるでしょう。

　第二に、読書会ではメンバーが集まって話し合うのが一般的なので、さまざまな人と交流し、有意義な会話をして自分自身に活気を与える良い機会となります。どれも脳が欲するものです。

　第三に、読書会に参加することで、常に情報をアップデートし、より世の中の流れに意識が向くようになるでしょう。

　お気に入りの椅子に腰を落ち着けて、読書を始めましょう。

わたしだけのストーリー

　自伝を書いてみたいなんて思ったことはありませんか？　自伝を書くことで自分の人生経験を家族のために残せますし、実は脳活にもなります。

　過去の出来事を思い出すには記憶力が必要なうえ（昔の写真や手紙などを手がかりにしましょう）、書くという行為により視空間認知力が向上します。

　回想録など、ある出来事が起こった経緯や原因について当時の感情を表現する「エクスプレッシブ・ライティング（筆記開示：考えや感情を書いて言語化する）」には、過去の嫌な出来事を克服する効果やストレス解消効果があると言われています。書き出すことによって、過去の出来事をネガティブに捉える思考が減るようです。

　書き出すことによって脳に余裕ができ、他の認知作業にとりかかれるようになるとも言われています。

　ある研究では、これまでの人生経験について執筆した大学生は洞察力が増し（そうでない被験者群に比べて、出来事の本質を示す言葉が多く使用された）、成績評価平均値（GPA）も向上しました。

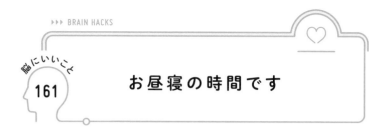

お昼寝の時間です

夜間に十分な睡眠（多くの医師は8時間以上を推奨）をとるべきであると言われていますが、昼間に少し眠ることも脳に良い影響をもたらします。

短時間の睡眠をとると記憶力が増すことが複数の研究で明らかになっています。

記憶がつくられるとき、まずは海馬に情報が蓄えられますが、そのままでは簡単に忘れてしまいます。うたた寝をするとその記憶が大脳新皮質へ押しやられ、そこでより長く保管されるようになるようです。

また、昼寝を習慣にしている人は学習力が向上するとの研究もあります。寝ている間、右脳がより活発にはたらく一方、左脳はリラックスした休憩状態になります。そして目が覚めたとき、左脳がリフレッシュして新しいことを学べるようになっているのです。

脳のパフォーマンスアップのため心置きなく脚を伸ばし、目を閉じて、つかの間の幸せに浸りましょう。

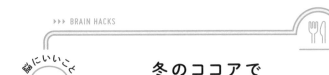

脳にいいこと

162

冬のココアで
記憶力もアップ！

温かいココアは寒い冬の日に暖をとるのに最高ですが、それだけではありません。脳にも良いのです。

ソーク研究所のヘンリエット・ファン・プラーグ研究室は、ココアに含まれるエピカテキンという成分を運動と組み合わせて摂取すると、学習と記憶の形成に関わる脳の部位において機能変化が促進されることを発見しました。

エピカテキンはフラボノールの一種ですが、フラボノールには循環器機能を向上させ、脳への血流を増やす（その結果、脳細胞へ栄養がいきわたり、脳卒中予防になる）はたらきがあることがすでに報告されています。

近年のイタリアの研究では、61歳から85歳までの被験者が定期的にココアを飲むと、注意力と記憶力が向上しました。

脳機能アップのためにも、ココアを飲む習慣を取り入れましょう。

心配性は失敗の元

　そんなに心配しても何も解決しないことはわかっているのに、なかなか治らない癖——それが心配性です。

　いつも過度に心配していると、脳は同じところを空回りします。しばしば「闘争・逃走反応」も生み出すことにもなり、身体全体（特に脳）に悪影響です。

　アメリカでは成人の20％近くが不安障害に苦しんでいますが、このような人たちは心配に身体中を支配されていると言えるかもしれません。

　慢性的な心配性は精神的な問題を引き起こす可能性があります。心配すると脳はストレスホルモンのコルチゾールをつくりだし、それにより脳細胞が破壊され、記憶障害や学習障害が引き起こされるおそれがあるのです。

　しかし、物事を前向きに捉えるよう、脳を訓練することができます。認知療法では、感情を変えるためにポジティブな思考を用いることを重視します。そうすることで、脳の理性的な部分（大脳皮質）が感情的な部分（大脳辺縁系）を制御できるようになるのです。

　感じる前に考えることができれば（あるいは、感じた後にすぐに考えることができるようになれば）、心配を減らすことができます。脳のために、心配ご無用！

知的なテレビ番組を見る

一般的に、テレビの視聴時間を減らすのは脳の健康にとって良いことだと言われています。

それでも、どうしてもテレビを見たいというなら、教養を深めてくれる番組や世界各国のドキュメンタリーなど知的な番組を見ることをおすすめします。これらの番組は、情報と教育と刺激を脳に与えてくれるので効果が高いでしょう。

知的な要素がなく、無意味で退屈な番組を、ただの暇つぶしで見るのはやめましょう。

考え方や食べたものが今のあなたの血と骨になっているのと同様に、見たものもあなたを形作ります。ジャンクフードのような情報で脳をいっぱいにしてはいけません。

脳を活性化させる番組や教育的な番組を注意深く選ぶことが大切です。頭脳が研ぎ澄まされるだけでなく、他の人との会話もはずむようになります。

自分の脳を、まず
自分が理解すること

現代医学では他人を信頼し、他人のアドバイスに従って意思決定することを推奨しています。つまり、私たちは専門家の言うとおりに行動しており、健康問題の解決は、単に処方箋をもらうだけという状況になっているのです。

専門家を頼って助言を求めるのは自然なことですが、それをそのまま信じるだけでは、自分の健康に対する責任を放棄しているということもお忘れなく。

どのような生活を送るのか、何をどれだけ食べて飲むのか、どれくらい働き、どのように遊ぶのか——良い人生を送るための選択はあなた次第です。

たしかにカラフルな小さな錠剤を服用することで不健康な生活のつけを払うこともできるかもしれませんが、一度立ち止まり、自分の決断を振り返ってみましょう。

人生の複雑さに目を向け、身体、頭、心、魂が互いに影響しあっていることに気づきましょう。正しい選択をするために他者の意見を取り入れるのも良いですが、何が脳に良く何が悪いかを知ることは、結局は自己責任なのです。

脳にいいこと
166

騒音から耳と脳を守る

騒音はいらだたしいばかりでなく、脳にも害悪です。加齢も聴力を失う一因ではありますが、騒音そのものも大きな原因と言えるでしょう。騒音にさらされる機会が多ければ多いほど、難聴になる可能性も高まります。

さらに耳が痛くなる話ですが、ジョンズ・ホプキンス大学の研究で、難聴者は認知機能が低下する確率が30〜40％高くなることがわかりました。聴力が低下した人は正常な聴力をもつ人と比べて脳の質量を大幅に失ってしまうようです。

また、聴力が低下すると、相手の言うことを聴いて理解しようと努力するので、脳への要求が大きくなり、これもまたストレスになります。

補聴器の使用が認知症になる可能性を引き下げるかはわかりません。しかしはっきりしているのは、大切な耳を守らなければならないということです！

１週間に15分以上、105デシベルを超える騒音にさらされると、耳にダメージを負います。80デシベル以上の騒音に頻繁に（１日に数時間ほど）さらされるのも、聴力には有害です。

ちなみに、日常会話は60デシベル、ピアノの音は80デシベル、車のクラクションが110デシベルです。なお、フォークリフトの作動音は約90デシベルですので、防音保護具を装着せずに倉庫で働くだけで聴力を損なうおそれがあります。

大切な聴力を守るには、日常生活で次のような方法を試してみてください。

聴力を守る方法

❶ 騒がしい環境では耳栓や耳を保護する装備を身につける
❷ 音楽を聴くときやテレビを見るときなどはボリュームを下げる
❸ 時には、耳を休ませる

　静けさは聴力の回復を助けます。静かな環境がなければ耳に治らない損傷を負う危険性があるのです。

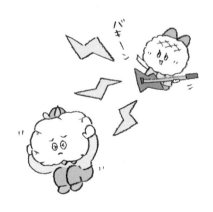

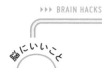

時には瞳を閉じてみる

脳は世界を理解するために視覚に頼ります。しかし、脳が視覚映像を理解する複雑な過程を考えると、実は、不完全な情報に基づいて「そこにあるべきもの」の幻覚を見ているだけなのです。時として、脳が間違ってしまうのも無理はありません。

ある研究では、目隠しをされた被験者は視覚以外の感覚が向上しました。被験者は視覚がなくても、聴覚、嗅覚、触覚だけで馴染みのない場所をすぐに歩けるようになりました。

他の研究でも、目隠しをした状態で90分間座っているだけで、聴力が向上しました。

目隠しをして他のタスクを行うと、記憶力や運動能力、問題解決能力が向上するという研究もあります。だからと言って、目隠しをして夕食をつくるよう言われたら？　おそらくそれは危険でしょう。

ただ目を閉じて、視覚以外の感覚だけでできることをしてみると脳が刺激されます。ぜひ、試してみてください。

脳にいいこと
168

脳は身体のすべてに
つながっている

　ここまで脳について読んでみておわかりかと思いますが、脳を独立した器官として捉えることはできません。脳は、肺や肝臓、脾臓、骨、血液など身体の他の部分と密接に関連しています。身体の各部分は他の部分と協力して機能しているのです。

　脳は身体の最も重要な部分のひとつですが、脳だけが重要なわけではありません。脳を健康に保つには、身体全体について考えましょう。

　イギリス生まれの人気ミュージシャン、ミック・フリートウッドはこう言います。

　「運動する。身体を鍛える。よく食べ、大酒は飲まない。そういうふうに自制するのは、自分を運んでくれるこの乗り物に特大の敬意を示すべきだと思っているからだ」

　まさにそのとおりですね！

脳にいいこと
169

窓をあけて深呼吸

　家のなかは十分に換気されていますか？　脳のためにもできるだけすべての窓をあけてください。新鮮な空気を給気ダクトから取り入れ、排気ダクトから排出する熱交換型の換気システムや換気扇の導入を検討してもいいでしょう。

　また、ストーブや暖房器具を用いるときも換気に気をつけましょう。家を常に閉め切っていると、有害物質が消散されないだけでなく、シックハウス症候群のリスクも高まります。

　シックハウス症候群とは居住スペースに起因すると思われる健康被害のこと。めまいや疲れ、集中力の低下など脳に関わる症状を引き起こすこともあるのです。

　職場では、同僚と協力して窓をあけるようにしてください。もし窓をあけられないなら（はめ殺し窓のオフィスも多いですから）、休憩時には外に出て新鮮な空気を吸いましょう。

脳にいいこと
170

脳は恋するのが大好き

　医学博士ダニエル・G・エイメンの著書『元気な脳をとりもどす』によると、人は恋をしているとき、脳の奥深く、神経伝達物質のドーパミンを分泌する部位が喜びで満たされるそうです。

　全身にドーパミンが行きわたり、幸せな気持ちを生み出します。脳幹も活性化され、フェニルエチルアミンという物質の放出により神経細胞間の情報伝達が加速します。

　「要するに、好きな人がそばにいるとドキドキと胸が高鳴るのは、ドーパミンとフェニルエチルアミンの分泌によるものである。恋は強力な麻薬なのだ」とエイメン博士は述べています。

　では、それと「好意を示す」こととどのような関係があるのでしょうか。人は恋をすると、相手に気のある素振りを見せます（相手もそれに応じてくれるかもしれません）。

　そのような好意を示す振る舞いの利点は、リスクがほとんどないこと。もしあなたが口火を切って相手に話しかけたとして、たとえそれが上手くいかなくても、それでおしまい。たいした問題は起きません。

　けれどもし上手くいけば、脳の喜びをつかさどる部位に明かりが灯り、次の行動を起こさせるためにドーパミンがどんどん放出されます。気がつけば、あなたはとても幸せな人になっているのです。

　日常に「好意を示す」行動を取り入れましょう。それもまた脳活となるのです。

脳にいいこと
171

食事を抜くと
脳は混乱する

　食事を抜くことは健康な生活習慣に多くの悪影響を及ぼします。

　ですから、栄養たっぷりの食品を摂って、脳に一日中燃料をくべる必要があるのです。

　何も食べないでいると空腹のあまり、次の食事で食べすぎたり、食事内容が不健康なものになったりしがちです。食事を抜くことで生産性と集中力、エネルギーレベルが低下してしまいます。

　脳が活動するにはブドウ糖が必要ですが、ブドウ糖が十分でないと集中する力が途切れてしまうのです。

　長時間、食事をとらないでいると、脳は空腹以外のことを考えられなくなり、さらに、機嫌も悪くなります。おなかがすくと怒りっぽくなりますよね？

　食事をきちんととるための時間をつくり、1日の予定に組み込みましょう。

感謝の一覧表を
書いてみる

　今の生活で満足していることを考えると、脳の感情野が活性化します。感謝の気持ちは心の健康に良い影響を与えるのです。

　多くの研究でも、感謝の気持ちを表現することで心の健康を維持し、抑うつ感や不安感が減るという結果が出ています。

　興味深いことに、うつ病や不安障害を抱える人が感謝の手紙を書くと、メンタルヘルスが改善したとの研究もあります。

　ただし、文章を書くときにネガティブな言葉を使う人はメンタルヘルスの改善が乏しいという研究結果もあるので、感謝の気持ちを文字にするときは否定的な言葉遣いをしないことが重要です。

　感謝していることについて書き出すことで、嫉妬や怒りといったネガティブな感情から注意をそらし、嫌な経験に固執することがなくなるようです。感謝の気持ちを誰とも共有しなくても、効果があります。

　また、その効果は累積的で、感謝を頻繁にくり返すと長期間にわたってより高い効果が得られるとの研究もあります。

　今日一日のなかで感謝していることを5つ書き出してみましょう。幸運だと思うことやあなたの人生について気に入っている点に集中してみてください。このような「感謝トレーニング」をすることで、脳は愛情やうれしい経験に注目するようになります。感謝トレーニングを続けると、脳にポジティブな波長が湧きおこり、日々の生活に波及効果があらわれるでしょう。

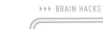

注意深く生きる

　多くの人は、絶対に必要なことにのみ注意を払い、他のことにはせいぜい気づく程度で人生をなんとかやり過ごしています。ただし、あまりに注意力が低いと情報を整理して記憶することができず、タスクを完遂するのが難しくなります。

　しかし、あるプロジェクトやタスク、あるいは新しい技術の習得に集中することで、情報を理解・整理し、記憶するという脳力に磨きをかけられます。細心の注意を払い、真に集中することで、脳が研ぎ澄まされ柔軟性が増すのです。

　そもそも集中とはどんな状態なのでしょうか？　研究では注意力には３種類あると言われています。

注意力の種類

❶ 選択的注意
　ひとつのタスクに集中し、他の必要のない情報を遮断する状態。たとえば爪にやすりをかけているときはこの状態です。

❷ 分割的注意
　複数の情報に注意を払わなければいけない状態。たとえば道路を渡るとき、歩く方向とやってくる車の両方に同時に注意を払わなければいけません（実際には、脳はふたつのタスクの間を行ったり来たりしている状態ですが）。

❸ 焦点的注意
　ひとつのタスクに長い時間集中している状態。たとえば、長い報告書を中断することなく書いているときなどを指します。

「注意力が散漫になる」と言うとき、多くの人は❸の焦点的注意を指しています。

　しかし実際には、❷の分割的注意を必要とするタスクのほうが脳に負担がかかると研究者らは指摘します。

　いくつもの作業を同時に行おうとするマルチタスクは、まさにこの❷の分割的注意にあたります。

　やむをえない場合を除き、なるべくひとつのタスクに集中できる状態をつくりましょう。脳にかかる負担を減らし、集中力が高まって作業の効率を上げることができます。

174 エッセンシャルオイルのすすめ

　エッセンシャルオイルとは特別な効果をもつ植物の成分を抽出した精油のことです。鎮静作用のあるエッセンシャルオイルを使うと、ストレスが取り除かれて脳の健康に良い影響を与えます。

　なかでも人気があるのは、ラベンダー、セージ、サンダルウッド、フランキンセンス（乳香）、カモミールなど。アロマキャンドルを灯しても、香りのよいポプリを家のあちこちに置いても、あるいはお風呂のお湯や枕にアロマオイルを数滴たらすのでもいいでしょう。

　食べ物の匂いはおなかがすくので、花の香りが特におすすめです。レモンのようにすっぱい匂いや刺激臭は避けましょう。神経を鎮めるどころか研ぎ澄ますので、逆効果です。

　自分に合った香りを見つけるまでいくつかの香りを試してみる必要があるかもしれません。

　なお、以下の状況に当てはまる人は、エッセンシャルオイルを使用する前に医師や専門家に相談してください。

<hr>

医師や専門家に相談が必要な人

❶ 妊娠している人

❷ アレルギーがある人

❸ 療養中（精神科の治療を含む）である人

❹ 心疾患など慢性的な病や深刻な健康問題がある人

また、ちょっとした問題や一時的な問題（軽度のうつ症状や緊張状態など）を解決するためにアロマセラピーを家で行うなら、次の安全性のガイドラインに従いましょう。

❶ エッセンシャルオイルを体内に取り込まない。点眼しない
❷ 小さな子どもの治療に使わない
❸ エッセンシャルオイルは子どもの手の届かないところに保管
❹ 純度の高いオイルを肌に直接塗布しない

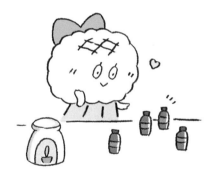

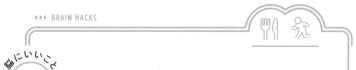

陽のあたる場所へ

　日焼け止めを塗り忘れて外出した際は「もう最悪だ」と思ってしまう人が多いかもしれません。でも、そこまで日光を毛嫌いしないでください。

　栄養専門家のダイアン・ウェランドも科学雑誌サイエンティフィック・アメリカン誌の記事に「皮膚がんを予防しようとする努力は意図しない結果をもたらすかもしれない」と書いています。

　なぜなら、神経伝達物質の活動を支えるビタミンDを手っ取り早く摂取するには日光浴が一番だからです。

　ところが日焼け止めを肌にたっぷり塗ると、ビタミンDのすばらしい効果を体内に取り込むことができません。いつも日焼け止めを塗っている人は、脳の健康を犠牲にしている可能性があるのです。

　ヨーロッパの科学者たちによって行われた研究では、ビタミンD不足の被験者は多くのテストでパフォーマンスが低下したのです。

　身体はビタミンDを、食物と日光のふたつの方法で取り入れます。ビタミンDは、日光が肌に当たると体内で生成されるので、「サンシャイン・ビタミン」とも呼ばれているのです。

　日光からビタミンDをつくりだす力は年齢とともに低下するため、歳をとるほどビタミンDの摂取が必要となります。

ビタミンDが豊富に含まれる食品

- 鮭、マグロ、サバなどの脂肪性の魚
- 牛のレバー、バター、チーズ、卵黄など
- きのこ類など

　ビタミンDは脂溶性のビタミンなので、過剰に摂取すると有害です。腎臓結石、筋肉や骨の損傷・衰弱、出血多量などの健康問題が引き起こされるおそれがあります。

　通常、健康障害が起こるほどの過剰摂取はサプリメントによるもので、食品や日光浴からは起こりません。

　ビタミンDを含むサプリメントを摂るときは、年齢と性別に応じた耐容上限量を超えないよう気をつけてください。ビタミンDの耐容上限量は成人100μg、子ども30〜90μg、乳児20〜25μgに設定されています（日本人の食事摂取基準（2020年版）より）。

脳にいいこと

176

ミネラルを見過ごさない

　身体が上手く機能するには、コバルトやフッ化物、ヨウ素などの
ミネラルが必要です。ミネラルは全身の４％しか占めていませんが、
脳の機能には欠かせません。ミネラルは体内で合成することができ
ず、食品から摂取されるため、ミネラルを豊富に含む食事を心がけ
ましょう。

　何千種ものミネラルのうち、カルシウムやカリウム、リン、鉄な
どはよく知られていますが、健康のためにどのミネラルが必要なの
かは完全には解明されていません。なぜなら、身体がごく微量だけ
を必要とするミネラルもありますし、何千種もあるミネラルのすべ
てについて、それぞれの人体への作用が研究されているわけでもな
いからです。

　今のところわかっているのは、モリブデナムという聞き慣れない
微量ミネラルが必要だということです。必要量はごくわずかですが
（多くの微量ミネラルはμgの単位で量られます）、身体の正常な機能にと
ても重要です。

　こうした微量ミネラルについては、人体の健康と機能にどれくら
い必要なのか十分に知られておらず、推奨摂取量や食事摂取基準、
安全な摂取量や適切な摂取量も設定されていません。

　ですから、健康的な食品をバランス良く摂ることが、微量ミネラ
ルを適切に摂取する最良にして最短ルートなのです。

脳にいいこと
177

認知症になりたくない人は
ダンスを始めよう

イリノイ大学アーバナ・シャンペーン校などの研究者らが、さまざまなタイプの運動が脳にどのような効果を及ぼすのかを研究した結果、約1時間のダンス・セッションに1週間に3回参加した被験者の脳の白質（特に、処理速度と記憶を制御する脳弓）に改善が認められました。

他方、ウォーキングやストレッチを行った被験者は加齢に伴う白質変性が見られました。ダンスが脳に良い効果をもたらすことがわかってきたので、今ではパーキンソン病患者の治療にも活用されています。

ここ10年ほど、なぜダンスが脳に良いのかを調べる研究が進んでいます。その結果、音楽が脳の報酬中枢を刺激して気分を高揚させストレスの軽減に役立つこと、身体を動かすことで脳の感覚や運動に関わる部位が活性化されることなどが指摘されています。

つまり、ダンスでは脳の多くの部分が使われるので、記憶力や神経細胞間の連絡が強化され、脳の健康に良いのです。ゴルフや水泳など多くの身体活動のなかでダンスだけが認知症のリスクを減らすという研究もあります。

免疫力をアップする亜鉛

亜鉛は、代謝の過程で有害なフリーラジカルを取り除くという点で脳に役立ちます。

また、ニューロン膜を強くして防御力を高め、鉛を取り除くサポートもします。鉛は自動車の排出ガスなどから体内に侵入し、精神機能に悪影響を及ぼしてしまうのです。

さらに、亜鉛は多くの重要な酵素の分子構造を担っています。体内のエネルギー供給を統制するインスリンの構成要素となったり、赤血球細胞が不要な二酸化炭素を細胞から肺へ運び、体外へ排出するのを助けたりもします。

そのうえ、脳細胞も含めた体内の細胞の分裂、成長、修復を監督する RNA と DNA の生成にも亜鉛は欠かせません。

亜鉛が豊富に含まれる食品

- 牡蠣、あわび、たらばがに、するめ
- 豚レバー、牛肉、卵、チーズ
- 高野豆腐、納豆、エンドウ豆、切干大根
- アーモンド、落花生など

１日あたりの推奨摂取量は、18歳以上の男性で１日あたり11mg（上限は40〜45mg）、女性で８mg（上限は30〜35mg）。付加量は、妊婦が２mg、授乳婦が４mg です（日本人の食事摂取基準（2020年版）より）。

脳が最も必要とする
食事は朝食！

「朝食」を意味する breakfast という単語は、fast（断食）を break（破る）することをあらわしています。夜にぐっすり眠ると、身体は8〜12時間の間、食べ物やエネルギーを取り込んでいない状態です。血糖、つまり食物を分解して得られるブドウ糖は身体の主なエネルギー源となります。脳は、主要なエネルギー源となるブドウ糖を貯蔵できないので、毎日新しく供給される必要があります。だからこそ、朝食は午前中の生産性と効率性の向上に関わるのです。朝食をとる人は集中力や問題解決能力、精神力、忍耐力が強くなる傾向があります。また筋肉も、1日を通して血糖の新規供給に頼っています。

　健康的な朝食をとることで1日を通して食欲をコントロールでき、昼食や夕食を食べすぎないで済むのです。また、食物繊維が豊富で脂肪分の少ない朝食をとると、その日の脂質摂取をおさえる効果があるという研究もあります。朝一番に食事をとることに抵抗のある人は果物など軽めの朝食から始めて、空腹時に食べられるよう軽食をもって出かけましょう。

健康的な朝食

- 果物と無脂肪牛乳を入れた冷たいシリアル
- 果物や低脂肪のグラノーラを混ぜたヨーグルト
- ピーナッツバターを塗った全粒粉ベーグルとオレンジジュース
- ブラン（ふすま）のマフィンとバナナ
- 果物と無脂肪牛乳を混ぜたスムージー
- ゆで卵とグレープフルーツジュース

BRAIN HACKS

脳にいいこと 180

脳機能を上げるアミノ酸

アミノ酸は体内のタンパク質合成を助ける有機化合物で、代謝に欠かせないものです。ビタミンやミネラルほど脚光を浴びていませんが、健康のため、特に脳の機能のためにはビタミンやミネラルと同様に重要です。

鋭い頭脳を維持するという観点で重要なアミノ酸は次のとおりです。

重要なアミノ酸

1. アルギニン：スペルミンという物質に部分的に変換されるアミノ酸。スペルミンは脳の記憶処理を助けるとされており、スペルミン不足は加齢に伴う記憶障害の前兆となります。

2. コリン：アセチルコリンという記憶に関する神経伝達物質をつくりだすのに使われるアミノ酸。加齢に伴いアセチルコリンの生成が減少し、記憶障害のリスクが高まります。コリンを豊富に含むのは、キャベツ、カリフラワー、卵、ピーナッツ、その他のレシチンを含む食品です。

3. グルタミン：GABAと呼ばれる鎮静作用のある神経伝達物質をつくるアミノ酸。脳の代謝による不要物を取り除くはたらきのあるグルタミン酸の生成を助けることで、思考力を高め、注意力を向上させます。

4. メチオニン：グルタミンと同様に、脳内の有害な代謝廃棄物を取り除くサポートをします。抗酸化作用があり、水銀など危険な重金属を減らすのに役立ちます。

脳にいいこと

181

歌を歌って記憶力アップ

『元気な脳をとりもどす』の著者ダニエル・G・エイメン博士によると、歌うことは知性や創造性、感情、記憶力に関わると言われています。

ある情報を歌にして歌ったり、メロディやリズムをつけたりすることで、その情報を記憶しやすくなることがわかっています。「歌うことで、記憶に大きく関わる脳葉が一時的に刺激される」とエイメン博士は言います。

歌が苦手ならハミングをしても気分と記憶力に良い影響を与えるでしょう。エイメン博士によると「音により脳が活性化するので、より活動的な気分になり脳がその瞬間に集中するようになる」のです。

近年の研究では、歌うことによる精神安定作用と、快楽を与える神経伝達物質を放出して気分を高揚させる作用の両方が指摘されています。

また、認知症により脳の一部が損傷を受けている場合でも、歌うことで記憶を保持できることも知られています。

歌を頻繁に歌う人は歌わない人に比べて感情的に安定しており、作業記憶が優れ、より効率的に情報を処理するという研究もあります。カラオケで脳活、いかがですか？

脳にいいこと
182

創造的な脳は
幸せいっぱい

　創造力とは、思考や情報の収集・統合といった典型的な脳の活動のさらにその先をいくもの。創造力が発揮されるのは、リラックスした状態で脳が新たな思考や見方、新しい方法を生み出そうとしているときです。

　右脳が創造性をつかさどるという見方もありますが、創造力のすばらしい点は脳全体を活用するところでしょう。脳が「イマジネーション・ネットワーク」と呼ばれる状態になると、多くの部位が活性化します。

　また、創造力は脳を強化するだけでなく、ストレスの軽減にもつながります。創造的だと考えられる人は幸福感が強く、人生に満足していると答える傾向が強いのです。マンネリ化したタスクから脳を解放し、何にも縛られない自由な思考をしてみましょう。

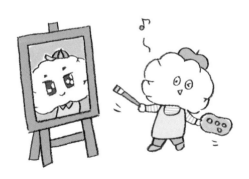

ドライフルーツは
最高のおやつ

果物には多くの必須栄養素が含まれています。さまざまな果物を食べることで、微量ミネラルなどすべての栄養素をあますことなく摂取できます。しかし、新鮮な果物をたくさんそろえていると、食べる前に腐ってしまうものも出てくるでしょう。

解決策としては、ドライフルーツがおすすめ。このすばらしいおやつは一年中手に入り、頭と身体が疲れたときのための軽食として持ち歩くのに最適です。できるだけさまざまな色やタイプのドライフルーツを試してみてください。

おすすめのドライフルーツ

- イチジク
- アプリコット
- レーズン
- マンゴー

ただし、ドライフルーツは水分が抜けているため新鮮な状態の75％程度のサイズになっているので、食べすぎには注意が必要です。砂糖や硫化物が添加されていないものを選びましょう。

米国食品医薬品局は、ドライフルーツの保存料として使われる二酸化硫黄は少量ならば健康に害はないとしていますが、敏感な人は呼吸困難の危険性があるため注意が必要です。

スーパーフード
「キヌア」の脳パワー

かつて「インカの財宝」として知られたキヌアは、9つの必須アミノ酸すべてを含む完璧なタンパク質で、脳の健康を求める人に最適な食べ物です。

キヌアには細胞の成長と修復に欠かせないアミノ酸、リジンが大量に含まれます。また、不安感を統制するうえでもキヌアは重要な役割を果たします。脳の高次機能に関わる全粒穀物でもあります。

キヌアはマンガンやマグネシウム、鉄、銅、リン、ビタミンB群（特に葉酸）など、身体中の細胞の形成と発達に欠かせない栄養素も豊富に含んでいます。

特に葉酸は、食品やサプリメントから意識的に摂取する必要があります。また、体内での細胞エネルギーの生成に必要なリボフラビン（ビタミン B2）も含んでいます。

キヌアのその小さな1粒は、光り輝く栄養の宝庫なのです。

反復活動で不安を消す

差し迫った税務監査について延々と悩んだり、上司と交わした会話をくよくよ考えたりするかわりに、何かをひたすらくり返す反復活動をしてみましょう。

たとえばゲームのソリティアや、皿洗いなどです。ネガティブな思考のループから抜け出せるだけでなく、淡々とくり返し行う活動に集中することで問題解決に必要な創造力が解放されます。シャワーを浴びているときや特に何も考えていないときにすばらしいアイデアを思いつくのはそのためです。

反復活動の効果

① 創造性のアップ
② ストレスの軽減
③ ネガティブ思考からの脱出
④ 心を落ち着かせる

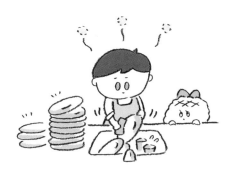

飾りじゃないパセリ！

　料理のつけ合わせとして添えられるパセリを食べないという人も多いのではないでしょうか？　実は、パセリには、脳の正常な機能に必要な栄養素であるビタミンC、ビタミンA、ビタミンK、ヨウ素、鉄が豊富に含まれています。

　事実、パセリに含まれるビタミンCは柑橘類より多く、炎症を鎮める作用が期待できます。

　また、パセリには抗酸化作用のあるフラボノイドも豊富で、フリーラジカルが体内の細胞を傷つけるのをふせいでくれます。パセリの濃い緑色をつくるクロロフィルは体内の血液に酸素を供給するので、血中の抗酸化能力が向上するのです。

　パセリの栄養効果が最も発揮される場所は腎臓、膀胱、胃、肝臓、胆のうですが、脳にも良い影響を与えます。

　科学雑誌ジャーナル・オブ・ニュートリション誌に掲載された最近の研究では、パセリに含まれるルテオリンというフラボノイドと脳の健康に相関があることがわかりました。別の研究ではパセリに抗うつ作用があることが指摘されています。

　今後はレストランで注文した料理にパセリが添えてあれば、残さず食べましょう！

脳にいいこと
187

ビタミンKが
アルツハイマー病予防のカギ

　ビタミンKの主なはたらきは、血液が凝固するのに必要なタンパク質であるプロトロンビンをつくりだすことです。また、血液や骨、肝臓に必要な他のタンパク質の生成も助けます。

　それだけでなく、アルツハイマー病予防の可能性も研究されています。ノースカロライナ大学の2016年の研究によって、ビタミンKが脳内のカルシウムに影響を与え、アルツハイマー病のリスクが軽減される可能性が示されたのです。

　ビタミンKは、食事からの摂取に加えて体内で腸内細菌からつくりだされますが、抗生物質の長期使用は腸内細菌を破壊し、ビタミンKの値に影響を与える可能性があります。抗生物質を服用するならビタミンKも併せて補充したほうが良いかもしれません。

　ビタミンKの成人1日の摂取の目安量は男女ともに150μgに設定されています（日本人の食事摂取基準（2020年版）より）。ビタミンKは多量に摂取しても健康被害が見られないことから、上限量は設定されていませんが、「何事もほどほどに」が大切です。

ビタミンKを豊富に含む食品

- ブラン（ふすま）、小麦胚芽
- 牛レバー、卵黄
- ブロッコリー、キャベツ、ほうれん草、ケールなどの葉物野菜

パーソナル・トレーナーで
絶対に目標を達成

脳と身体の健康維持のために、パーソナル・トレーナーに一度、相談してみませんか。

運動を続ける際、モチベーションの維持に悩む人ほど、パーソナル・トレーナーの効果は絶大です。

自分の行動について説明すべき相手がいると、有言実行しやすくなります。運動を定期的に続けられるだけでなく、その運動から最大限の効果を得られるようパーソナル・トレーナーがアドバイスをしてくれるからです。

多くのフィットネスジムには、個人に合わせた運動メニューを作成し、それを達成できるよう助けてくれるスタッフがいます。目標は、適切なペースで正しく運動ができるようになること。定期的な運動は脳の健康に効果的です。

もしパーソナル・トレーナーを雇う余裕があるなら、定期的に運動できるよう後押ししてもらい、さらにほんの少し高いレベルまで引き上げてもらいましょう。

トレーナーを雇う余裕がなければ、励まし合う仲間を見つけて一緒に運動をしましょう。

深い愛に刺激される脳

　フランク・ローリス博士が著した、子どものIQを高めるための
ガイドブック『The IQ Answer』によると、恋をすると脳が活性化
するそうです。

「誰かを愛するという行動によって、脳にも身体全体にも反応が見
られる。免疫システムが興奮によって活性化して病気への抵抗力が
増し、筋力も上がる。右脳から創造力があふれ、男性でも理性と創
造性が統合し始める」。博士はそう述べています。

　また、愛情の種類よりも愛情の深さが重要です。博士は、「愛情
を受けた新生児は健康に育ち、愛情が不足すると精神的に苦しむこ
とはよく知られている。最も愛情深い人が認知機能に最大の恩恵を
受けることが証明されている」とも言っています。

　愛する人ができると、長時間、おそらく1年間ほど神経の成長レ
ベルが上がるとの研究もあります。愛情でつくられたホルモンが神
経系の修復を助け、新たな成長を引き起こすようです。

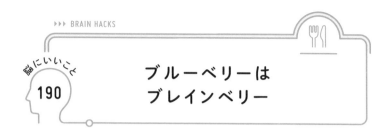

ブルーベリーは ブレインベリー

　脳を保護したいなら、ブルーベリーに勝るものはありません。ブルーベリーは「ブレイン（脳）ベリー」とも呼ばれているのです。

　ブルーベリーには抗酸化・抗炎症物質が含まれており、短期的な記憶障害を治す可能性があります。

　ウォール・ストリート・ジャーナル紙に掲載された、記憶障害の治療についての研究では、ブルーベリーが他のどの果物よりも老齢マウスの認知機能に強い影響を与えました。

　新鮮なものでも冷凍品でも、1日あたりカップ2分の1のブルーベリーを食べると、抗酸化作用が得られ、アンチエイジングを期待できます。旬の時期でなければ、冷凍ブルーベリーをスムージーにしたり、くるみと一緒にヨーグルトに混ぜたりすると手軽に食べられます。

　果実酒が好きな人に朗報もあります。フロリダ大学の研究で、ブルーベリーのワインには白ワインや赤ワインより抗酸化物質が多く含まれることがわかりました。ウェイド・ヤン研究主任は「1杯のワインに健康的な効果を求める人にとっては、ブルーベリー・ワインが多くの点でブドウのワインに勝るとも劣らない」と述べています。

　ブルーベリーは心臓病のリスクを軽減し、張りのある強い肌をつくり、脳のパワーを高める効果が期待できるのです。

切っても切れない
ハートと脳の関係

心臓と血管は、酸素とブドウ糖を含んだ血液を身体のすみずみまで行きわたらせる重要なはたらきをしています。心臓や血管が傷つくと、十分な酸素やブドウ糖を脳へ送ることができません。そのため、心血管障害は脳障害につながるおそれがあります。

冠動脈心疾患は治療するよりも予防するほうが簡単です。特に、家族に心疾患の病歴がある場合は予防措置をとることが重要です。

冠動脈心疾患を寄せつけないためには、心臓を強化する運動を定期的に行うこと（少なくとも週に4回）と、低脂肪・低コレステロールで抗酸化作用の高い果物や野菜を取り入れた食事を続けましょう。

低脂肪の食事とは、基本的には動物性タンパク質や揚げ物を控え、全粒穀物や野菜を多く含む食事です。心臓を大切にすることは脳を大切にすることにつながります。

脳にいいこと
192

カリウムで高血圧と
脳卒中を撃退しよう

　カリウムは塩化物とナトリウムを相棒にしてはたらく電解質で、体内の細胞の浸透圧を調節します。また、脳に酸素を供給し、脳のはたらきを助けます。研究によると、カリウムは高血圧と脳卒中のリスクを減らす可能性もあります。

　さらに、筋肉や肝臓にブドウ糖を貯蔵するために血糖をグリコーゲンに変換するうえでもカリウムが重要な役割を果たします。カリウムは多くの食品に含まれているので食事から摂取できます。

　慢性的な下痢や嘔吐、糖尿病性アシドーシス、肝臓病、便秘薬や利尿薬の長期間にわたる使用により、カリウム不足になることがありますが、多くの場合、体内で過剰なカリウムは尿と一緒に排出されます。

　たとえば腎臓病などにより過剰分が排出されなければ、心臓疾患を引き起こす可能性があるのです。また、1日に3500mgほどの高用量のカリウム摂取が、高血圧の予防になるという専門家もいます。

　低脂肪・低コレステロールで、カリウム、マグネシウム、カルシウムを豊富に含む食品（果物や野菜、豆類、乳製品など）には血圧をおさえる効果があります。

カリウムを豊富に含む食品

- 新鮮な肉、魚
- イチジク、レンズ豆、インゲン豆、黒豆
- 皮つきのベークドポテト、アボカド、調理済みのほうれん草

憎いね、ニンニクパワー

　ニンニクはコレステロール値を下げ、血液をサラサラにし、免疫力を高める作用があります。どれも脳の健康と幸福のために大切な効果です。

　ニンニクには抗酸化・抗炎症作用で知られる物質が含まれており、スーパーフードとして名高い食品です。近年の研究ではアルツハイマー病やパーキンソン病の予防効果と、脳損傷や環境ストレスによるダメージを遅らせる（あるいは、治療につながる）可能性が指摘されています。

　生のニンニクを刻んだりつぶしたりしてサラダに混ぜてみましょう（1日に2〜3片が適量です）。ニンニクを丸ごとオーブンで焼いたり、すりおろしたニンニクをパンやトーストに塗ったりするのもいいでしょう。

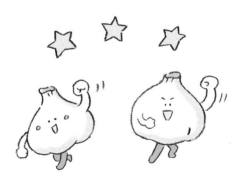

ビタミンB₁₂不足は
物忘れの元

ビタミンB₁₂は、神経および血液細胞を健康に保ち、全細胞の遺伝物質であるDNAの生成を助ける栄養素です。

60〜70歳の25％が、必須栄養素であるビタミンB₁₂不足であると推定されています。その数値は80歳以上では40％近くにのぼります。

ビタミンB₁₂不足は、物忘れや論理的思考力の低下を引き起こし（加齢に伴う認知機能の衰えと間違えられやすい）、気分にも影響を与えます。

ビタミンB₁₂のサプリメントは、アルツハイマー病や認知症、睡眠障害、糖尿病性神経障害の治療効果が期待されています。

ただし難点は、ビタミンB₁₂欠乏症が判明しづらいこと。特に、貧血の治療・予防のために葉酸を摂取していると、ビタミンB₁₂欠乏症が発覚せずに症状が進行してしまうこともあります。

ビタミンB₁₂を過剰に摂取しても有害ではありませんが、余分に摂ったからといってさらなる効果が期待できるわけでもありません。

ビタミンB₁₂は、魚介類、藻類、肉類、卵類、乳類に多く含まれています。また、さまざまな種類のビタミンを含むマルチビタミンのサプリメントを摂るのもいいでしょう。

７日間記憶チャレンジ
のすすめ

　記憶は、神経細胞同士の連結と記憶保存のためのタンパク質分子の合成によって形成・強化されます。名前や住所など、新しい情報の記憶を形成するために、何千もの神経細胞が関わっているのです。

　それらの情報はすぐに思い出さなければ、失われてしまいます。反対に、その情報を何度も思い出して活用すると、蓄えられたタンパク質分子を強化して、記憶を固定化することができます。

　こうして本書を読んでいる間も、何千もの電気化学反応があなたの脳内で起こっているのです。脳はよく、コンピュータにたとえられますが、その柔軟性と相互作用力には、現在使われているコンピュータどころか、これから開発が見込まれるコンピュータも及びません。

　脳力を高めるひとつの方法として、記憶力を向上させる活動を行いましょう。お気に入りの詩を覚え、その後７日間、暗唱できるか試してみましょう。

　記憶力を高める機会をフル活用し、日々の生活で起こる難題をも利用するのです。たとえば、社交の場などで新しい人を紹介される機会があれば、その人の名前を頭のなかで３回くり返して会話で相手の名前を呼んでみましょう。

　可能な限り大勢の人と話し、翌朝どれだけ思い出せるか試してみるのもいいでしょう。その人たちの着ていた服や職業も思い出せると脳が活性化している証拠です。

熱帯植物の秘密

　熱帯雨林原産の植物は、中国やインドの伝統医学で使用される薬草ほどはよく知られておらず、研究もあまり進んでいませんが、多くの効能が含まれているようです。ここでは、レスリー・テイラーの著書『Herbal Secrets of the Rainforest（熱帯雨林のハーブの秘密）』に記されている重要なハーブをいくつか紹介します。

熱帯雨林地域産のハーブ4種

❶ アセロラ

ビタミンCが豊富。循環系の機能促進に効果的。循環系の健康は脳に必須！

❷ ガラナ

健康を増進し、精力を強める。

❸ ムイラプアマ

ストレスをやわらげ、中枢神経系の機能を促進する。

❹ スマ

コレステロールを正常化する。一般的な滋養強壮剤としても使われる。「ブラジル・チョウセンニンジン」とも呼ばれている。

　現在、医薬品の4分の1は熱帯植物からつくられており、抗がん作用が認められる植物の70％は熱帯雨林でのみ生育します。今なお解明されていない熱帯植物の計り知れない多様性に、不治の病をも治すカギが秘められているのかもしれません。

　暮らしに、熱帯植物を取り入れてみませんか？

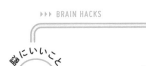

ソーダは脳に悪そうだ

脳は体内のブドウ糖の大半を消費しますが、ブドウ糖は多すぎても少なすぎても脳機能に有害です。

甘い炭酸飲料には砂糖が小さじ10杯ほど含まれているので、飲むと、通常は小さじ4杯ほどの血糖しか含まない血液に吸収されます。

血糖値が急上昇するとすい臓で警報が鳴り響き、大量のインスリンが放出されて過剰な血糖を処理しようとします。糖は、脳を含む身体中の細胞内に運びこまれるほか、貯蔵用のグリコーゲンになったり脂肪細胞のなかに蓄積されたりします。

これらの作業を1時間ほどかけて終えると、血糖は急激に下がり、低血糖状態になります。このような急激な血糖値の変動は記憶障害や思考力の低下を引き起こします。

これからは、炭酸飲料を飲む前にこれらの悪影響を思い出してください。もちろん、人工甘味料を用いた炭酸飲料も控えましょう。

脳にいいこと
198

五感を研ぎ澄ます

　アメリカ最大級のヘルス＆ウェルネスリゾート「キャニオン・ランチ」の医長をつとめるステファン・ブルーワー博士は、脳を活性化するために五感を研ぎ澄ますことが大切であると述べています。博士がすすめる方法は以下のとおり。

五感の研ぎ澄ませ方

①家に飾っている写真や絵を上下逆にする（逆さまの絵を見ると脳は活性化し、頭のなかで正しい向きに戻そうとします）

②目を閉じて服を着替えてみる

③自分に話しかける（記憶力が向上する効果があるようです）

④利き手でないほうの手で髪をとかしたり歯磨きをしたりする

⑤加熱したバニラビーンズを枕元に置く（朝目覚めたときに嗅覚を刺激します）

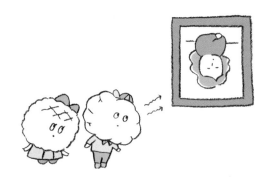

毎朝新しい単語を
3つ覚える

アスリートが激しい運動の前にウォームアップや筋肉のストレッチをするように、簡単な言葉遊びで脳細胞をほぐして、頭のエンジンを温めるのはいかがでしょう？

言葉は興味深く、あなたの知性を広げてくれます。

まずは辞書を開いて、知らない単語を3つ見つけましょう。定義を覚え、その単語を使った例文を3つ、つくってみてください。

翌日、定義を覚えているか試し、さらに新たに5単語覚えます。

このような頭の使い方に慣れていなければ、新しい言葉を覚えるのは大変でしょう。

しかし、「習うより慣れろ」の精神が重要です。粘り強く続ければ、単語を覚えるのもさらに簡単になり、達成感を得られるでしょう。

背筋も脳も整えるピラティス

　ジョセフ・ピラティスは、体力をつけるうえで身体と心のつながりの重要性を指摘し、東洋哲学と西洋哲学の要素を組み合わせて「ピラティス」というエクササイズをつくりあげました。

　西洋人は筋肉と骨、循環器系と消化器系を維持し鍛えることを目的として、身体の健康へ科学的にアプローチします。

　東洋の哲学者は精神の発達やスピリチュアルな力をより重視し、清らかな健康を目指します。

　ピラティスでは集中力と決断力をもって身体を動かし、その動きに身体と心の両方を集中させるのです。

　ピラティスは脳を含む全身を同時に均一に整えるためのプログラムと言えるでしょう。ジョセフ・ピラティスは、「筋肉が互いに協力して忠実にはたらき、すべての筋肉を均一に発達させる」という意図のもとそれぞれの動きをつくりあげ、「小さな筋肉を鍛えることで自然と大きな筋肉も鍛えられる」と述べています。その結果、すべての筋肉が同時に鍛えられるというわけです。

　研究によると、ピラティスやヨガのような意識を集中させる運動をした後、脳機能が向上することがわかっています。脳にとっては、ヨガでもピラティスでも同じ効果（ストレス軽減など）が得られます。

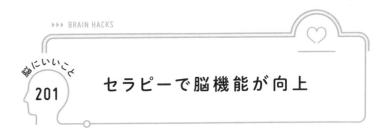

脳にいいこと

201

セラピーで脳機能が向上

　心理療法は人生や苦難の捉え方を変えることを目的としています。良いセラピストと話すことで、物事を整理し、気分の乱高下をおさえ、問題に対する見方を変えられるようになるのです。

　物事を見直せるようになると、脳も喜んで健康になります。ポジティブに考えて行動することで脳の回路が支えられ、脳機能の向上につながるのです。

　いくつかの研究で、認知療法（ネガティブな思考パターンを脱し、前向きに考えるよう指導する会話療法）により脳機能が向上することが指摘されています。

　恥ずかしがらずにプロの手を借りてみましょう。

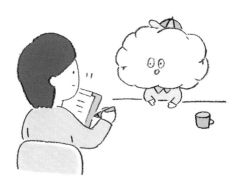

骨だけではなく、脳にもカルシウムを

　カルシウムが強い骨や歯をつくることはよく知られています。しかし、脳機能にも重要な物質であることはあまり知られていません。カルシウムには脳内で電気信号を発生させる重要なタンパク質同士をつなぐはたらきがあります。カルシウムがなければ、脳はシャットダウンしてしまうのです。

　もちろん、カルシウムはそれ以外にも体内で重要なはたらきをしています。ビタミンDやリン、フッ化物と一緒になって健康で頑丈な骨をつくります。ビタミンDはカルシウムの吸収に欠かせません。カルシウムが不足すると骨軟化症や骨粗しょう症のリスクが高まってしまいます。

カルシウムを豊富に含む食品

- ミルクやチーズ、ヨーグルトなどの乳製品
- ブロッコリーやほうれん草、ケールなど濃い緑の葉物野菜
- イワシのように骨ごと食べられる魚や鮭の中骨
- カルシウムが強化された豆乳や豆腐
- 殻つきのアーモンド、乾燥した豆を調理したもの
- カルシウムを添加したシリアルやオレンジジュースなど

　カルシウムの耐容上限量は成人も子どもも1日あたり2500mgに設定されています。

耐容上限量までならサプリメントで補給しても有害な副作用は起こらないでしょう。

　しかし、長期間にわたって過剰摂取すると腎臓結石や腎臓機能低下、鉄や亜鉛などのミネラルの吸収を阻害するおそれがあります。

　過去の22の研究結果を総括すると、カルシウムの補給により、高血圧患者の血圧は適度に下がりますが、正常な血圧の人には影響がないことがわかっています。１日に1000mg 以上摂取し、2000mgを超えないようにしましょう。

　専門家はカルシウムの半分の量のマグネシウムも併せて摂取することをすすめています。定期的にカルシウムのサプリメントを摂っている人は、マグネシウムの摂取も増やすようにしましょう。

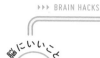

退職後は新しい刺激を探そう

脳は筋肉と同様、常に鍛える必要があります。

退職後、何もやることがなく時間をもてあますのは危険だという話を聞いたことはありませんか？　その話は真実で、科学的にも証明されています。

現役時代は他者との交流や日々の課題は当然のこと、通勤時間でさえ脳と身体の刺激となります。

退職後は身体と脳を鍛える活動をしなければ、体力は衰え、精神的にも退化しかねません。

研究によると、仕事が頭脳を刺激するものであればあるほど、アルツハイマー病を発症するリスクが減るそうです。

だからこそ、退職後には新しい刺激が必要です。これまでとは全く異なる仕事や、経験したことがないボランティア、スポーツなどに挑戦してみましょう。

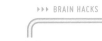

脳にいいこと

204

キャンドルで
嗅覚を刺激する

　気分が悪くなるような臭いをかいで食欲がなくなったり、特定の香水の匂いで恋人とのすてきな思い出が呼び起こされたりしたことはありませんか?

　香りの情報は視床下部へ直接送られるため、嗅覚はすべての感覚のなかで最も強い感覚です。

　気分ややる気、創造性はすべて視床下部で調節されるので、香りがそれらに影響を及ぼします。

　香りは私たちの感情や記憶、考えと親密に結びついているのです。すてきな思い出の香りのキャンドルを灯し、横になって視床下部をリラックスさせましょう。

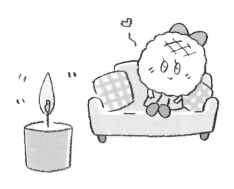

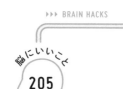

脳にいいこと
205

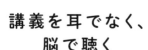

講義を耳でなく、
脳で聴く

　新たな学びを得て知的好奇心を刺激し、最新の情報を仕入れて会話力を向上させるのに、講義や講演会は最適です。

　神経科学や考古学、量子物理学、古代史、象形文字など、あまりよく知らない内容の講義に参加し、内容を理解しようと努めることで脳細胞にパワーをチャージしましょう。

　内容が複雑であるほど新しい思考が生まれ、脳の神経が刺激されます。

　講義者の話を理解し、予測しようとすると脳のギアが上がり、読書だけでは得られない刺激を受けられるのです。

　「耳でなく、脳で聴く」という言葉もあります。講義を通して脳の多くの部分を使えば使うほど、脳の健康に効果的です。

ポジティブ思考が
脳機能を高める

　ダニエル・G・エイメン医学博士の名著『元気な脳をとりもどす』によると、脳内では何を考えても脳内物質が放出されます。

　幸せ、希望、楽観、喜びなどのポジティブな思考は、幸福感をもたらして脳の機能を最大限に引き出してくれるすばらしい脳内物質をつくりだします。

　反対に、不幸、みじめさ、悲観などのネガティブな思考は、脳のはたらきを鈍らせ、うつ病につながることもあります。

　悪いことや悪くなりそうなこと、他人に傷つけられたこと、自分のみじめさなど、ネガティブな思考をもっていると脳の機能が低下してしまうのです。それらは脳のポジティブな力強さをも徐々に奪っていきます。

　エイメン博士は、ネガティブな思考を紙に書き出すことで、脳への悪影響を払いのけようとすすめています。

大人のぬり絵は
瞑想と似ている

あなたも子どもの頃、ぬり絵帳とクレヨンをもっていたでしょう。最近では、ぬり絵の楽しさにはまる大人が増えています。ぬり絵は楽しいだけでなく、脳活にもなります。

患者に大人向けのぬり絵帳をすすめるセラピストや心理学者も多くいます。ぬり絵は脳の創造中枢を刺激し、自己破壊行動の主な原因のひとつである退屈感を払いのけます。PTSDや慢性的な怒りの症状をやわらげる効果もあります。

静かに座って、絵に合った赤や緑の色調に集中することで精神がリラックスします。ある意味、ぬり絵は瞑想と似ているのです。

今度、地元の文具店のそばを通りかかったら立ち寄ってぬり絵帳と色鉛筆を手に取ってみましょう。脳が喜びますよ！

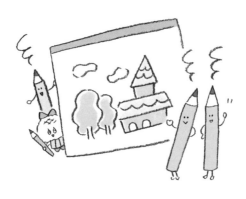

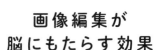

画像編集が
脳にもたらす効果

脳にいいこと
208

　難しいスキルを新たに学ぶと認知症予防に効果があるという研究があります。

　テキサス大学ダラス校の研究者が、Photoshop（画像編集ソフト）の使い方など複雑な技術を学ぶ人は、映画を観るなど楽しく簡単な活動をした人と比べて、脳の認知機能にどのような変化があるのかを調べました。

　その結果、デジタル写真の編集ソフトの学習に膨大な時間（1週間あたり15時間）を費やした被験者は記憶力テストではるかに好成績を残しました。さらにその効果は学習を終えた1年後も続いていたのです。

　短期記憶に限定的な効果しかないクロスワードパズルのようなゲームとは異なり、複雑な課題を学ぶことで、脳内のニューロンの結びつきが強化されると結論づけられたのです。

脳は緑を欲している

キャンプを「ルームサービスのない宿泊所」くらいにしか思っていない人への忠告です。脳はキャンプを求めています！

自然に包まれると——車窓から緑を眺めるだけでなく、実際に草の上に足を踏みだすと——脳に驚くほど効果があります。仕事の合間に公園で15分ほど鳩を眺めているだけでは不十分です。携帯電話も心配事もすべて忘れて、緑のなかで1週間過ごすのです。

最近の研究では、自然のなかで過ごすと、ストレス軽減効果だけでなく、脳機能も向上することがわかっています。3日間、自然のなかで過ごした人は、そうでない人と比べて創造力テストで50%良い結果を出しました。

日常の雑事すべてから逃れることは難しくても、少しでも休息をとって脳をいたわりましょう。エクセター大学医学部の研究では、緑の近く（ただの公園でも）に住んでいる人はそうでない人と比べて、うつ病や片頭痛、不安障害を患うことが少ないと指摘されています。自然のなかにいることで体内のストレスホルモンが軽減されることが主な原因であろうと推測されています。

研究者によると、人間は自然から生まれたのだから、自然に戻るとリラックスできるのも当然なのだそうです。

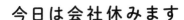

脳にいいこと
210

今日は会社休みます

　米国の労働者に関する多くの調査結果によると、仕事を休んで余暇を楽しむ人は少なく、たとえ休暇をとっても常に職場からのメールや連絡をチェックしている人が多いそうです（日本で同じ調査をしても結果は怖くて見られません）。ですが、それでは脳は燃え尽きてしまいます。

　ある研究では、1週間に2日休暇をとり、仕事から完全に離れると、休みをとらない場合より生産性が高くなるという結果が出ました。当然ながら、ストレスも減ったとのことです。

　複数の研究を分析した論文では、仕事に関することを何もしない無為な時間が、情報を処理して新たに脳内の神経回路をつくったり、自分自身や他者を理解したりするのに役立つとしています（無為な時間があると内省がはかどるため）。
　また、問題解決能力や記憶力も向上します。脳を休ませ、仕事以外のことを考える時間を大切にしてください。

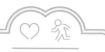

悩みを置いて、旅に出よう

初めての国を旅する経験ほど刺激的なものはありません。見たことのない景色に出会い、新しい食べ物に挑戦し、知らない言葉に耳を傾ける。旅をすると脳の創造性をつかさどる部位が活性化し、ニューロン発火を起こします。

時として、人生において家庭環境が大きなストレスになることもあります。しばらくの間そこを離れてみると、リラックスして視野を広げることができるでしょう。

科学雑誌ジャーナル・オブ・パーソナリティ・アンド・ソーシャル・サイコロジー誌に掲載された研究で、海外留学した学生はより積極的に新しい経験を受け入れることが指摘されています。

何も世界の裏側まで旅する必要はありませんが、馴染みのない文化、新しく刺激的な文化に出会えるよう努力しましょう。必ずその価値はありますから！

もし金銭面の不安があるなら、旅先で家を建てたり授業を教えたりするボランティア旅行など、低予算のプランも考えられます。

一番大切なのは、今抱えているトラブルまで一緒に旅に連れて行かないこと！

仕事は職場に、家庭の問題は玄関先に置いて旅に出ましょう。あなたの脳と身体、そして魂に休息を。

　本書『脳にいいことベスト211』（原題：Brain Hacks）には脳を最高の状態に保つための脳活習慣が200以上も収録されています。

　脳の健康に関する本は数多く出版されていますが、本書の最大の魅力はすぐに実践できるところでしょう。

　どの習慣も、脳の健康に良いとされる栄養素や活動について、それがどのように体内ではたらくのか、どのような科学的な根拠があるのか、そしてどのように生活に取り入れれば良いのかが簡潔にまとめられています。

　ですので、本書のおすすめの活用法は毎日1ページずつ読み、その日読んだ脳活習慣をその日のうちに試してみることです。

　目のつくところに本書を置いておき（トイレで読書する人はトイレに、寝る前に読書する人は枕元に）、毎日1ページずつ読んで、脳にいい習慣を実践しましょう。211日後に脳が、そして人生がどのように変わっているかを見てみたいと思いませんか？

　かくいう私も、本書を翻訳している間はその日に訳した脳活習慣をできるだけ実践するようにしていました。今でも夕食の買い物をするときは鶏肉を選び、いろいろな種類の野菜を試すようにしています。揚げ物とお酒が好きなのはなかなか治りませんが……。

　すべてを実践して続けられるわけではありませんが、そこは『脳にいいこと 033 「最善」よりも「改善」を目指す』のとおり。

　パーフェクトなライフスタイルを目指すのではなく、生活習慣を少しずつ良い方向へ変えていければ、きっと脳も身体も喜んでくれると信じています。

寺田早紀

▶▶▶ PROFILE

──────────────────────────────○─────────

編著
アダムズ・メディア（Adams Media）

米国大手出版社サイモン&シュスターの編集プロ
フェッショナルチーム。科学や健康、ライフスタイ
ル、自己啓発書を扱うメディアならではの専門性と
読者に寄りそう視点を生かし、日々の暮らしに役立
つコンテンツを発信。「実用性」「面白さ」「創造性
を生み出すもの」をモットーに数々のベストセラー
を刊行している。主な著書に「Happiness Hacks」
「Anti-Aging Hacks」（未邦訳）などがある。

訳
寺田早紀（てらだ・さき）

1980年、京都生まれ。コロンビア大学ティーチャー
ズカレッジ修士課程修了（英語教授法）。高校の英語
教師を経て英日翻訳者へ。現在は雑誌記事や出版
物の翻訳を手掛ける。大学非常勤講師。

Brain Hacks: 200+ Ways to Boost Your Brain Power by Adams Media
Published by arrangement with Adams Media,
an Imprint of Simon and Schuster, Inc.,
1230 Avenue of the Americas, New York, NY 10020, USA,
through Japan UNI Agency, Inc., Tokyo

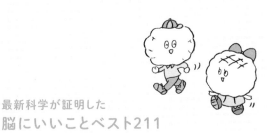

最新科学が証明した
脳にいいことベスト211

2021年7月13日 第1刷発行

編著	アダムズ・メディア
訳	寺田早紀

装　丁	西垂水敦+市川さつき(krran)
イラスト	いしやま暁子
校　正	株式会社ぷれす
編集協力	石橋和佳
編　集	原田麗衣+平沢拓(文響社)

発行者	山本周嗣
発行所	株式会社文響社
	〒105-0001 東京都港区虎ノ門2-2-5 共同通信会館9F
	ホームページ https://bunkyosha.com
	お問い合わせ info@bunkyosha.com
印刷・製本	中央精版印刷株式会社

©2021 Saki Terada　ISBN978-4-86651-385-0